让潜意识说话
催眠治疗入门

走进艾瑞克森催眠治疗的殿堂

赵家琛 张忠勋 著

U0241624

英璋、李宗芹、陆雅青、曾端真、

弗瑞·萨德（Jeffrey Zeig）

联合
推荐 »

中国纺织出版社有限公司

著作权合同登记图字：01-2021-2197

图书在版编目（CIP）数据

让潜意识说话：催眠治疗入门 / 赵家琛、张忠勋著. --北京：中国纺织出版社有限公司，2021.10
ISBN 978-7-5180-8612-2

Ⅰ．①让… Ⅱ．①赵… ②张… Ⅲ．①催眠治疗 Ⅳ．①R749.057

中国版本图书馆CIP数据核字（2021）第108276号

责任编辑：闫 星　　责任校对：高 涵　　责任印制：储志伟

中国纺织出版社有限公司出版发行
地址：北京市朝阳区百子湾东里A407号楼　邮政编码：100124
销售电话：010—67004422　传真：010—87155801
http://www.c-textilep.com
中国纺织出版社天猫旗舰店
官方微博 http://weibo.com/2119887771
三河市延风印装有限公司印刷　各地新华书店经销
2021年10月第1版第1次印刷
开本：880×1230　1/32　印张：6.5
字数：102千字　定价：49.80元

推荐序

在台湾看见艾瑞克森的实践

第一次遇到艾瑞克森（Milton H. Erickson）医师是在1973年，我到亚利桑那州菲尼克斯拜访他。当时我是一位心理治疗师，才刚获得临床心理学硕士学位。

我在社区心理卫生中心实习期间，第一次听闻艾瑞克森医师这个人和他的成就。我的督导是位催眠专家，我请教他是否愿意教我催眠。出乎意料地，他答应了，并邀请我周末到他的诊疗室，对我进行一次催眠。到了约定时间，我带着一颗忐忑不安的心出现在他面前，我甚至紧张到不自觉地用手指头不断轻敲椅子的扶手。我的督导告诉我留心并专注在手指头的动作上，他暗示我手指头的动作会越来越慢，而且随着手指动作变慢，我会渐渐地闭上眼睛，进入催眠状态。

这是我初次接触到艾瑞克森取向的基本概念：善用（utiliza-tion）。当时的我对艾瑞克森医师一无所知，所以请督导推荐一些催眠相关文献。督导建议我阅读一篇艾瑞克森医师的论文摘要，我照做了。这篇摘要让我瞠目结舌，印象深刻，艾瑞克森医师的做法遥遥领先于当时的心理治疗师。之后，在攻读临床心理学博士学位期间，我写信给艾瑞克森医师并且常去拜访他。最后，我甚至搬到菲尼克斯，以便能就近向他学习。

我在1979年创立了艾瑞克森基金会，主要目的在于训练专业人员最新的心理治疗技巧，并且将艾瑞克森医师的贡献发扬光大。

艾瑞克森医师本身就是一个关于勇气的传奇故事。我初遇他时，他因小儿麻痹后遗症而必须靠轮椅行动。十七岁时，他罹患了小儿麻痹症，并濒临死亡。晚年，他那被小儿麻痹症所蹂躏的躯体已承载了多年的疼痛，他仅能靠着一半的横膈膜和少数的肋间肌来呼吸，他有着双重影像的视力问题且听力受损，但是他依然绽放出生命的光芒，享受生活的乐趣。当他说：即使遭逢生命的苦痛与限制，你仍然可以享受生命。他绝非唱高调或虚应故事，你可以当下亲眼见到他是如何亲身实践这些目标的。

艾瑞克森医师个人无与伦比的天赋和他在专业上的成就相互辉映。他被视为是历史上最具效能的心理治疗大师之一。曾有人这么说：弗洛伊德为理论增色，艾瑞克森为实务添辉。目前已有一百多本书，以不同的语言，书写艾瑞克森取向心理治疗。全世界有一百四十多个艾瑞克森中心附属于艾瑞克森基金会。而其中有两个让我感到自豪的中心就坐落在中国台湾。

过去的十年里，我常造访台湾。台湾在心理治疗和艾瑞克森取向心理治疗上的专业水平在亚洲地区称得上数一数二。本书作者赵家琛和张忠勋两位老师与我相识超过十年，是我的学生、同僚和好友，他们的学习经历足以胜任本书的撰写工作。赵教授现任台北市立大学教育学院院长和心理与咨商学系专任教授，她也是台北艾瑞克森中心和华人艾瑞克森催眠治疗学会的发起人兼理事之一，并担任台湾心理治疗学会及台湾临床心理学会的重要职务。张老师也是台北艾瑞克森中心和华人艾瑞克森催眠治疗学会的发起人兼理事之一，目前正于台北市立大学教育系教育心理与辅导组攻读博士学位。

在这本重要的著作里，你可以了解催眠的基础以及艾瑞克森医师在催眠及心理治疗领域的卓越贡献。这是少数直接以中文撰写的催眠治疗书籍，我很荣幸能够为本书作序。

杰弗瑞·萨德（Jeffrey K. Zeig, Ph.D.）

米尔顿·艾瑞克森基金会（The Milton Erickson Foundation）执行长

www.erickson-foundation.org

期待更多人"破壳而出"

当家琛院长请我帮她刚完成的新书——关于艾瑞克森的催眠治疗的新书——写序，我毫不迟疑地答应，那是因为对家琛的临床心理专业有十分的信心，脑子里很自动化地出现"那一定是很棒的书"这句话。这句话其实也连结到三十多年来深深留在潜意识里的抗拒。第一次接触到催眠治疗是本书中所提及的弗洛伊德在他建立其辉煌事业初期，曾经使用过催眠技术。尽管他很快就放弃了这项技术而以自由联想取代它，但催眠在心理治疗中的功能，则一直留在我心里。大二时，殷教授来系里介绍催眠在医学上的应用，强化了这份好奇，却也因为他提及"最好是在接受完整训练的前提下，进行治疗"，而我没有机会获得此项训练，于是在心中留下了前进与后退的抗拒。之后，郑心雄教授教导我们自我暗示的放松训练，接着从德国留学回来的刘凯申学长带回有关自律训练的资料与初阶的训练，两者都让我从自我暗示的观点，重复体验沃尔普（Joseph Wolpe，1915—1997）教授在系统脱敏法中所采用的想象法（imagination）。从协助百多位动物恐怖症患者克服其恐惧的过程中，可以整理出个案"想象"的清晰真实程度与治疗效果有很大的关系，也注意到沃尔普教授所强调"需要协助个案离开想象回到当下"原则的重要性。进一步学习角色演练技巧、空椅子技巧，以及在陈珠璋教授指导下学习心理剧，更深刻体验了"进入角色"的自我暗示的过程与效能。这些体验一直强化殷教授所交代的"需要在完整的训练后实施"，心中的抗拒也只有加深而没有消退。我曾经找到艾瑞克森相关的著作试着减轻这种抗拒，但适得其反；我可以很自信地操作自我暗示的技术，但愈加"不敢"尝试催眠技术。

所以，拿到初稿后我立刻一口气读到底。作者从催眠治疗的历史以及艾瑞克森本人的"历史"凸显出催眠治疗的特征以及艾氏催眠治疗的特征，再进一步介绍催眠治疗，让我学习到艾氏的心理治疗不只是催眠治疗。艾氏的生命故事充分彰显作为一位心理治疗师的"本人的人生观与待人处世的态度"才是最重要的"治疗元素"，而尊重每一个人"且能随着他（她）的语言、想法、价值观……"的完全接纳是最重要的"治疗原则"，至于催眠技术于心理治疗中的使用，则可以有事半功倍的效能。我很高兴有机会能再度了解艾瑞克森的治疗典范给予世人的恩泽，以及系统地了解催眠技术于心理治疗中的运用原则与可能的效能。只是，就如同本书中也在多处提及"催眠技术的恰当使用"以及最后对"新手"的建议，也一再反映出殷教授的提醒。希望本书能鼓励许多临床专业的工作者，都获得完整的催眠治疗训练，造福更多需要"破壳而出"的人们。

吴英璋

台湾大学心理系名誉教授

心理治疗艺术之旅

这是一本关于催眠治疗的专书，内容相当引人入胜。拜读之际对作者深感佩服，文字浅白，然而句句专业；篇幅不多，却涵盖周延；虽然以催眠为核心，但是读来仿若经历了一趟心理治疗艺术之旅。若不是作者熟谙艾瑞克森之道，难以臻此功夫。

1989年，我初次接触催眠治疗。某基金会邀请杰米·布拉托（Dr. Jaime Bulatao, S.J., 1922—2015）来台带为期三天的催眠治疗工作坊。布拉托教授任教于菲律宾马尼拉雅典耀大学（Ateneo de Manila University）心理系。该校创立于1859年，是马尼拉的顶尖学府。当时布拉托教授说菲律宾人不善言辞，比较不适用Rogerian学派的治疗方式❶，催眠治疗则很适用。

他说催眠是帮助人们学习与自己的潜意识语言沟通的媒介，明白自己的潜意识语言，有助于了解自己，正如本书的书名"让潜意识说话"所揭示的意旨。那次的学习，为我的咨询师之路奠定了很重要的基础。回顾当年的笔记，有几项重要

❶ 指美国心理学家卡尔·罗杰斯（Carl Ransom Rogers，1902—1987）主张的以当事人为中心的人本主义心理治疗方法。——编者注

的学习要点：回到童年看自己的成长过程，看到自己为什么成为今天的自己；不要怕接触内心的深层经验，去感受自己的经验，不要阻止自己哭泣，哭是很好的整理自己情绪的机会；相信自己的潜意识能解决问题；有效的东西是自己的经验，而不是理性的分析；催眠是通往情感的桥梁，催眠帮助个案回去"再经验"过去，并达到改变经验的目的，即让过去的经验有个结束（ending old experience），进而往前发展。

赵家琛教授是台湾知名的临床心理学家，我久仰其大名。赵教授是将艾瑞克森学派引入台湾的领导人，并创办"华人艾瑞克森催眠治疗学会"，致力推广与倡导正确的催眠治疗观念。我初次见到赵教授是在2004年，她举办了一场7小时的"艾瑞克森学派催眠治疗法"，该场演讲为进入艾瑞克森学派学习的前哨。接着同年，赵教授邀请该学派的催眠治疗大师杰弗瑞·萨德来台湾主持共6天的初阶与进阶的工作坊。我恭逢其会，倍觉珍贵。

张忠勋老师是咨询心理学界的后起之秀，可谓青出于蓝。忠勋在大学期间主修数理教育，却对咨询与辅导有浓厚的兴趣，主动修读与旁听咨询领域课程。在1994年左右，他来旁听我的"个案研究"课程，勤学好问，犹记得他当年写的个案分析，虽然青涩，但学习态度积极，让我印象深刻。今日他在催眠治疗上的成就，除了他天赋聪颖过人，悟性特强之外，他锲而不舍的投注心力在催眠治疗的学习中，更足以作为后学者之楷模。

本书虽然谈催眠，但对我个人最受用的却是艾瑞克森的人性观和治疗哲学。他没有刻意提出一个完整的理论架构与模式，但他说了许多治疗师应奉行的经典语录。大师强调每个人看待世界的观点是不同的，每个人都是独一无二的，催眠只是一种治疗工具，治疗师必须能根据个案不同的生命经验，不着痕迹地将催眠语言融入治疗中。治疗策略必须让个案能够产生属于他自己切身的经验。他说生命需要努力奋发。他对生命的体会和尊重，让我既佩服又感动。对照自己所经历过的催眠治疗训练，本书让我的学习脉络有如被梳理过般，概念变得清晰与统整，对先前的工作坊中的所见与所为，也都有更高层次的理解，更明白其所以然。

两位作者倾其功力写成本书，对有志学习催眠治疗的同好们，提供了最佳的入门之钥。对于心理治疗领域的相关人员，同样的弥足珍贵。我深感荣幸能受邀写序，并得以先拜读大作，受益匪浅，特为之序。

曾端真

台北教育大学副校长、心理与咨商学系教授

作者序

那些伴随我的声音

"我的声音将会如影随形般地与你同在，化成你的父母、老师、邻居、朋友、同学、玩伴的声音，也化成风和雨的声音。"

——艾瑞克森

从小我是个爱做白日梦的人，记忆中，南台湾的艳阳天，坐在教室靠窗座位的我，常自在地享受暖阳微风的出神时刻，或是雷阵雨的午后，听着哗啦啦的雨声发呆，兀自想象踏雨飞奔的爽快。多年后，才了解我常不知不觉中体验到的恍惚状态就是某种形态的催眠状态。

犹记2001年的夏天，带着疑惑与挑战的心情，我只身赴美国亚利桑那州菲尼克斯，参加艾瑞克森基金会所举办的为期两周的初阶与中阶催眠治疗工作坊，自此展开我学习艾瑞克森取向心理治疗与催眠治疗之旅。弹指间十二个年头过去，这旅程已成为我的生命探索之旅，时而引发一些困惑，时而获得一些启发。

阅读艾瑞克森，不难发现他善用其医学与心理学的训练、广博的知识以及丰富的潜意识资源，打破许多传统心理治疗观念的框架与限制，"为每位个案创造一套新的疗法"。艾瑞克森尤其善用催眠技巧来促进个案的学习与改变，他惯用"我的声音将会如影随形般地与你同在"这句话，与个案保持密切接触，促进治疗效果的内化。

最初想与北区艾瑞克森读书会的伙伴——锦锋、忆华、韦钦、鸿儒、忠勋，一起写书，转眼即将十年，很高兴终于能和忠勋一起完成大家共同的心愿——透过文字介绍艾瑞克森的人生故事与治疗理念。我深信，艾瑞克森取向心理治疗的时代已来临，他的睿智、幽默、弹性、创造力以及善用资源的能力将被更深地理解、欣赏与学习。

台大心理系的训练开启了我探索人的好奇心，在从事心理专业学术与服务的生涯中，我遇到许多贵人，台大心理系的柯永河与吴英璋教授、美国亚利桑那大学的西德尼·比约（Sidney W. Bijou，1908—2009）与乔治·奈特（George P. Knight）教授，艾瑞克森基金会的杰弗瑞·萨德与斯蒂芬·吉利根（Stephen Gilligan）博士，从他们身上，我深深感受到科学研究者的严谨、临床工作者的务实，而他们的声音也一直伴随我、启发我探索每一个相遇的生命。

艾瑞克森曾说："在成长过程中，我们总是认为自己必须完成任务。事实并非如此，我们不见得非要一鼓作气地完成任务。"这番话对于常面临分身乏术及写作瓶颈的我极有帮助，过去坚信必须等到休假才能动笔的我，发现一味地认定写作必须一气呵成的自我设限，反而阻碍了自发的创造力与灵感。于是我开始调整自己的步伐，采用"开始与中断"的循环策略，一步步地完成了这本小书。

最后，感谢家人的一路支持与打气，谨以此书献给他们。

赵家琛

2013年

把你的心识搅动搅动就好了

从踏入催眠和助人工作的领域屈指算来已经将近二十年了，这本书从初构想到成书，转眼也将近十年了，很高兴能够和赵老师一起完成这本书，完成我们的一个小小心愿。

很多人都会好奇，到底艾瑞克森医生是用了什么神奇的方式来治疗病人？当我在和工作坊的学员说明艾瑞克森用的技巧时，很多学员都很疑惑：为什么艾瑞克森可以创造出这么奇妙的治疗技巧？

借用另外一本书中的小故事：

在《超越身体的疗愈》这本书中，提到一位免疫学家波利申科询问哈佛的专家，某个在波士顿的治疗师是如何进行治疗的？这位哈佛的专家回答是："很简单，他只要把你的心识搅动搅动，你的病就好了。"

某天这位免疫学家在实验室感到不舒服，全身无力，回家的路上，他想不妨去找那位治疗师，看能不能有所改善。他一进屋就看到一位蓬头垢面、爱喝酒的肥胖男人，瘫在沙发上看肥皂剧。他鼓起勇气提出治疗感冒的要求。这个瘫在沙发上的术士盯着电视机，伸手在地上拿起一瓶装着紫色溶液的小瓶子，告诉免疫学家："去浴室放满半浴缸的水，把这倒进去，泡个三十分钟，就会好了。"

他照着做之后，突然觉得自己的行为荒谬至极，难以自抑地笑个不停，等他穿好衣服走到客厅，术士还在全神贯注地看着电视，只告诉他："现在你没事了。"

开车回家的路上，他觉得自己渐渐好转，好到可以回去工作。那天他工作到很晚，晚上回到家脱了衣服准备睡觉，他告诉太太白天的有趣经验，太太突然大笑，他转头往镜子一看：他的腰部以下全是紫的。这不就和艾瑞克森常做的一样吗？"把你的心识搅动搅动，你的病就会好了。"

希望这本书也能够把读者的心识搅动搅动。

能够完成这本书，真的要感谢非常多的人，特别是这本书的共同作者赵家琛老师，能够和她共事是我的荣幸，从她身上我学到的不只是知识，还有人生的智慧。

在专业的这条路上，我遇到非常多的贵人，包括艾瑞克森基金会的执行长，也是我们的老师杰弗瑞·萨德博士，从他身上我得以见识到大师的风范。

从过去到现在，我一直遇到很好的老师，特别是一路陪我走来的曾端真、周丽玉两位师长，没有他们对后学晚辈的提携，就不会有今天的我。

最后，我要感谢我的家人，包括养育我的父亲和母亲，可爱的大哥和姐姐，还有我两个可爱的小天使：小妞和小球。

当然，这本书我要献给我不可或缺的另一半：惠雯，感谢你的包容和支持，因为有你，所以我才知道什么是"每个成功的男人，后面都有个贤惠的女人"。

张忠勋

2013年

绪　论

关于催眠的迷思与事实

讲到"催眠"这两个字，你脑海会浮现出什么样的景象呢？是一个穿着神秘的男子站在舞台上说着指令，然后让一群人跳舞？还是躺在躺椅上，回溯着自己的前世？

没错！催眠在大众的心中，似乎都和魔术、前世今生这些带有神秘色彩的词汇画上等号，大家总是带着既期待又怕受伤害的心情，来看待这个在古代文明时期就已经存在的身心整合技术。除了催眠本身的神秘色彩外，坊间也充斥着林林总总的催眠课程，有些标榜借由催眠知悉前世，有些则鼓吹潜能开发，当然也有催眠治疗，甚至还有催眠丰胸。但是，到底催眠是什么？又可以帮助我们改变些什么？

催眠乍看之下是这样的过程：一个号称是"催眠师"的人，对另外一个或一群"被催眠者"说着一些催眠"引导语"或是催眠"暗示"，然后，被催眠者就会从清醒状态慢慢闭上眼睛，进入催眠状态。接着催眠师会继续陈述他的引导语，有时被催眠者会睁开眼睛，看起来好像清醒了，但催眠师会用一些先前陈述的"催眠后暗示"，让被催眠者睁开眼睛执行这个暗示；如果没有，催眠师就会用倒数或是弹指的方式，让被催眠者慢慢从催眠状态清醒过来，回到当下。

且让我们先记住这个大致的过程，我们后面会再一一说明。

当催眠被大众重视，甚至掀起热潮时，大众受到媒体炒作的影响，误认为催眠是一种魔术或是娱乐秀，甚至将之视为进入前世的工具。拜当年的一些前世催眠畅销书所赐，很多人都知道前世催眠，但真正的催眠又是怎么一回事呢？是不是每个人都可以看到自己的前世？看到前世真的可以改变我现在的问题吗？

在这本书中，我们并不打算去探讨前世是否存在的问题，站在科学和临床实务的观点来看，前世催眠受到宗教信仰和催眠师的影响非常大。一个有趣的现象就是，基督教文化并没有前世的概念，所以经由催眠而引导出前世经验的个案，就比东方文化的催眠个案少。因此，个案看到的是真正的前世回忆，还是个人想象的内容，存在着很大的争议。也有许多研究认为，个人对于催眠的想法确实会影响到自己在催眠过程中所经历的事。所以催眠中出现的"前世"是真的前世吗？还是当事人想象出来的"前世"？这就很令人怀疑了。

我们可以先把前世是否存在的争议搁下，去探讨两个更重要的问题：第一，是不是每个人都可以看到自己的前世？第二，看完前世，然后呢？

首先，不是每个人都可以在催眠师的引导下进入催眠状态的。原因有许多，或许是个案对催眠师和催眠情境的信任不足，也可能是个案个人因素。如果无法进入催眠，自然就没办法看到所谓的前世，这时候个案要怎么办？对于那些以前世催眠为目标的工作者而言，或许可以把这个状况归因于个案不愿意配合，或是时机未到等。但是对于那些内心徬徨、需要求助的个案而言，助人工作者的一句"你不够专心"可能是另外一个打击。因此，真正的助人工作者必须深思的是："前世催眠"是不是真正有效的助人工具？

第二个问题更有趣了。看完前世之后，就算个案对自己的现况产生了新的理解，清醒后个案要如何面对现在和未来？比如说：有人看完自己的前世后，明白自己之所以被丈夫虐待，其实是由于上一辈子的冤孽、她是来还债的等原因，然后呢？选择继续被对方虐待吗？当然不是！或许，她会用更宽恕的心来面对丈夫，或许，会想结束这样的婚姻，总而言之，重点不在于她看到了前世，而是当下的醒悟和改变。这样说来，前世催眠或许就只是促成个案醒悟的一种方式。但与其将前世回溯当成改变的唯一方法，不如将改变的焦点放在如何用更多样的方式促进个案醒悟。

除了前世催眠之外，很多人看过催眠舞台秀之后，会以为催眠是一种控制别人的操弄技巧。特别是催眠舞台秀的催眠师经常在催眠之前加上一段指导语，如："等一下，你会发现不管怎样，你都没办法睁开你的眼睛，你越用力就越睁不开"，接着，大家就会看到被催眠者仿佛使出吃奶的力气，但眼皮就是无法打开。于是，大家对舞台催眠师充满了敬畏，天底下竟然有这样神奇的人，具有这样神奇的魔力！

可惜的是，真相并非如此。如果真的身怀这样的魔力，催眠师何必借着舞台表演来挣钱混饭吃？只要找个机会接近有钱人，然后就一辈子不愁吃穿了（笔者们也不必辛苦写书或是演讲了）。古往今来，除了辗转听来的流言之外，我们真没看过有这样的事发生。真正神奇的是什么呢？答案或许出乎各位意料：我们每个人的脑子。受限于脑神经科学研究的不足，对于为什么会产生催眠现象，学界还没办法提出很好且广受认同的答案。但可以肯定的是：催眠虽然可以达成一些看似神奇的效果，但是真正决定和主导催眠过程的是被催眠者，而不是催眠师。

催眠并不是噱头，也不是舞台作秀，而是一种能帮助人改善生活、获益成长的工具。在进一步探讨催眠之前，我们先列举出一些关于催眠的迷思与经过严谨科学证实的事实。

1. 催眠看起来很像是一种特殊的状态，那么催眠危险吗？

答案：否。由具有资质的临床工作者和研究者进行催眠时，催眠并不是一种危险的程序。真正有危险的，是催眠的误用和滥用。

2. 电视上被催眠的人看起来很像是接受催眠师指令，变得任人摆布，所以容易被催眠与否和人格特质有关吗？容易被催眠是不是代表容易受骗？哪些人容易被催眠？容易被催眠是不是代表自己耳根子软，容易受人摆布？

答案：否。容易进入催眠状态，并不代表容易受骗，或有什么人格上的缺陷或特质。研究者对在催眠实验中比较容易进入催眠状态的人，进行人格测验，和不容易进入催眠状态的人做比较，对照两组受试者人格特质是否有差异，结果是否定的，两组受试者间并不存在明显的差别。

其实被催眠的能力并非取决于特定的人格特质（例如：个性软弱、意志薄弱等），临床经验甚至还发现，高智力者反而在催眠工作中表现较好。所以，临床催眠工作者最好能学习接受眼前个案的特质和行为模式，并且以此为基础来作运用，以达到催眠的效果。

3. 被催眠的人眼睛都闭着，他们睡着了吗？

答案：否。催眠状态并不是一种类似睡眠的状态，两者间的脑波图明显不同。催眠不等于睡眠，闭上眼睛只是比较容易进入催眠状态而已。

4. 催眠状态是不是一种异于平常的神奇状态？会不会有什么特别的境界产生？

答案：否。有趣的是，大多数被催眠者在描述进入催眠的经验时，都表示和他们心目中所以为的催眠状态不一样。这些描述大多像是一种注意力集中在催眠师所给予暗示的专注状态，这些体验和他们从媒体、小说中所得到的预期经验有所不同。正因如此，常常有被催眠者在结束催眠后告诉笔者：我觉得我根本没有进入催眠耶！

5. 催眠师是不是可以操控被催眠者？催眠师本身是不是具有什么特殊的能力？

答案：否。进入催眠与否的决定权，其实是由被催眠者所掌握的，而不是催眠师。被催眠者在催眠中仍保有对行为的控制权、也可以拒绝对暗示作回应，甚至具有反抗暗示的能力。更值得一提的是，催眠治疗的效果取决于被催眠者做些什么，而非催眠师做些什么。换句话说，催眠其实是取决于被催眠者的努力和能力，更胜于催眠师的技巧。

催眠师透过运用个案的经验、在个案接纳的情形下进行催眠，所以催眠是双方关系的真实呈现。催眠只有在个案专注且放松的情形下才能得以进行，如果个案本身不接纳催眠，治疗师也无法强迫个案进入催眠状态。即使催眠师使用间接的技巧来催眠个案，个案也可能以专注与否，来呈现他们的抗拒。更精确地说，催眠者只是引导个案去体验催眠，当个案愿意接受，才有催眠过程的发生，进而达到改变的目的。

6. 被催眠之后，是不是会不省人事？

答案：否。被催眠者在催眠中可以很清楚地感知到外界的声音和变化，而非不省人事。但是，为什么有时候被催眠者会觉得自己只听得到催眠师的声音，而听不到其他声音呢？其实，这是因为人的意识本身就具有选择能力，心理学上有个很有名的效应称为"鸡尾酒会效应"：我们在很嘈杂的宴会中，注意力依然可以集中在与某个人的谈话中，而忽略背景中的其他噪音（这是不是很熟悉呢？特别是听到远处有人提到自己的名字，好像在讲自己坏话时）。所以，被催眠者只听到催眠师的声音，并不足为奇。

7. 催眠之后，是不是会完全忘记刚刚发生的事情？

答案：否。其实在催眠中自发产生的失忆很少见，大多数的人都能记得催眠过程中所发生的事情，催眠中因为专注所产生的失忆和一般所讲的失忆不太一样，就像我们专注在有趣的电视节目时，手头上依然可以从事熟练的工作，但是节目演完后，我们却很难记起手头上工作的细节和过程。况且，想要防范催眠性失忆的产生，借由告知被催眠者他们被催眠过程中所发生的事，就可以减少这种状况的发生。

8. 舞台秀上的被催眠者看起来都好像只是配合演出而已，他们是假装的吗？

答案：否。多数的被催眠者并不是假装进入催眠状态，但也不仅是顺从催眠师的暗示而已。有趣的是，催眠中常常出现弄假成真的状况，很多人都抱着假装进入催眠的心态来踢馆，结果他们真的被催眠了。

9. 催眠是不是可以回溯记忆？可以帮助我回溯童年时期的记忆吗？这样回溯的内容可靠吗？

答案：否。研究显示，催眠并不会增加记忆的精确性，也不会增加记忆的深度和广度。催眠主要增加的，是被催眠者对回忆内容的信心，也就是说，他们会更加相信催眠中所出现的记忆内容。所以，催眠并不是一种回溯记忆的可靠方法，相反的，催眠可能产生出虚假记忆（false memories），也就是捏造出来的回忆内容。

10. 是不是有什么神奇或特殊的技巧，可以让我们更快、更有效地进入催眠？是不是每个人被催眠的能力都是固定的？

答案：否。不管是直接的、传统的口语催眠引导技巧，还是间接的暗示技巧，对于引导人们进入催眠状态的效能其实都差不多。许多类型的催眠引导都是有效的，但在临床上，针对不同的个案采用适合的技巧，效果会更好。另外，一个人进入催眠状态的能力大体上是可以改变的，许多人一开始很难进入催眠，但在经过想象训练并且对催眠产生积极正面的态度之后，他们就和那些较容易进入催眠状态的人一样，能对催眠暗示做出回应，换句话说。经过训练，多数人都可以产生催眠反应。

11. 催眠是不是都是好事？

答案：否。催眠经验其实是主观的现实，这些现实包括我们对世界的观点、价值，对于行为对错的观点以及情绪的特质。这样的观点下，暗示其实可能产生帮助，也可能造成伤害。治疗师唯有妥善地运用催眠技巧，才会对个案产生帮助，反之，则可能造成伤害。

12. 催眠中会在违背自己意志下做出不想做或说出不想说的事情吗？

答案：否。洗脑这件事情是存在的，被控制也是可能的，但这些情境不必然是在催眠的状况下发生，更可能是在被逼迫的环境下，迫于生存需要而发生的，就像有人拿枪抵着你的头，逼迫你说出不想说的话一样。但是，当生命威胁移除时，是否存在着洗脑这种事，其实还有很大争议。到目前为止，我们没有看到催眠可以改变意志的任何相关研究和实验。

13. 被催眠会危及我的健康吗？

答案：否。这个迷思对于人们接受催眠是最具阻碍性的。更该思考的是：是谁在执行催眠？因为催眠本身并无伤害性，但能力较差的催眠师，可能会忽略个案的心灵复杂度，因而造成伤害。正式的催眠引导是一个吸收（absorb）过程，个案的专注力聚焦在某个事情上，可能是某个想法、某个声音，或是某个内在的经验。在催眠过程中，个案会经验到自己紧张、压力等症状的缓解，就放松效果而言，任何个案都可以在催眠中获益。

14. 既然催眠无害，所以催眠完全不会伤害到任何人吗？

答案：否。催眠本身并不具伤害性，但错误的诊断、不适切的内容，或催眠治疗师无法有效引导个案，可能会造成一些伤害。事实上，在任何助人的关系中，经验不佳或受训不足的助人者，都可能对个案造成伤害。换言之，催眠是一个工具，并不具有神奇性，也不是完全没有伤害性，任何一个治疗师在进行治疗之前都要经过足够的训练，才能对个案带来真实帮助，而不是造成伤害。

15. 透过催眠进行治疗，会使个案更依赖催眠师吗？

答案：否。相较于其他的治疗方法，催眠并不会更鼓励个案依赖。依赖在某方面来说是必要的，而且每个人都会有某种程度的依赖。在助人工作中，人们寻求帮助，并会依赖治疗师的帮助，让自己舒服而被照顾。治疗师知道，治疗的终极目标是让个案建立独立的能力，催眠治疗的最终目标也是如此。

16. 被催眠者会在催眠中被困住（stuck）吗？

答案：否。催眠会牵涉心智的聚焦，不论是对内还是对外，所以当你在专注时，你是不可能被困住的。会有这样迷思，主要是因为有时催眠师会要个案醒来，但个案却仍停留在催眠状态中，让不熟练的催眠师感到焦虑。这种情况并非个案被困住，而是个案选择不结束催眠。这种情况发生时，最好的做法就是提供一个建议，让个案在适当的时候结束他的催眠。

17. 是不是一定要透过语言引导的仪式才能进入催眠？

答案：否。当你真正娴熟于催眠后，你会更能了解当一个人专注在自身的内在状态，且内在的联结被引发时，他更容易进入催眠，而非凭借外在的仪式或语言引导。甚至，催眠现象也可以在没有催眠师的语言引导下自动产生，所以，语言引导并不是必然存在的。其实我们日常生活中有相当多的脑部运作过程是没有经过意识层面思考的自动化历程（像是开车的时候，你或许会和旁边的人聊天，甚至就不自觉地往平常习惯走的路开下去，而没注意到开错路了！），有些学者就认为催眠和这些自动化历程有很大的关联。

18. 简单来说，催眠就是放松吗？

答案：否。催眠是一种经验专注、全神贯注的体验，所以被催眠者虽然会放松，但催眠与放松还是有差别的。并不是所有的催眠都必须在放松、坐着并闭上眼睛的情况下发生，在催眠的现象中，也有警觉的催眠（alert hypnosis），或是清醒的催眠。这些情况下，个案被给予指示要专注于某些活动，在身体活动时双眼睁开，在准备好的情况下被给予催眠的引导，且被暗示产生各种催眠现象。催眠现象其实可以在说话、阅读及各种状况中自然发生。

19. 催眠是否具有控制他人的能力？金光党❶的受害者为何都会宣称受到他人迷惑催眠，而在恍神状态下交付财物呢？

答案：否。很多人受到舞台秀或是媒体的影响，误以为催眠具有控制他人的能力。但根据科学实验与我们的实践经验，催眠中被催眠者具有绝对的自我控制能力，每个被催眠者对接受催眠师暗示与否，都有主控权。

如果舞台催眠师具有完全掌控被催眠者的能力，那么在舞台催眠秀表演时，催眠师直接下台对观众加以催眠即可，何必

---

❶ 金光党原指利用假的黄金，或是以镀金的方式，引诱被害人上当的骗子群体，后衍生为台湾地区对一类骗子的蔑称。——编者注

要事先筛选呢？如此一来，催眠表演的难度会降低许多，也不会出现舞台上有人突然脱离催眠状态的尴尬场面。显然，控制他人是不可能的，只要被催眠者不愿意，催眠师便无法引导被催眠者进入催眠。

另外，如果金光党真的能够拍拍受害者的肩膀就让受害者乖乖交出财物，金光党徒也不需要三人一组用那些老掉牙的谎言（他是很有钱的白痴，只要看到钱就会把钱给别人等），骗受害者到金融机构把钱领出来，然后再趁机掉包。金光党只要直接到金融机构门口拍打那些领钱人的肩膀，他们不就会乖乖把钱交出来了吗？我们并没有看到过这样的受害过程或是叙述，因此，说催眠具有操控他人的能力，显然不是事实。

20. 催眠是否会让人一睡不起？或者是昏迷？

答案：否。从过去到现在的文献中，我们也完全没有看到这样的记载或叙述。催眠只是引导被催眠者进入另一种意识状态，这种意识状态和睡眠、昏迷都不完全相同。虽然催眠可以改变人的生理状态，例如：血压、脉搏等，但是这些改变并不会让一个人昏迷。

有些时候，我们会在报纸、杂志或是媒体上看到有催眠师把人催眠到一半，结果发生意外，催眠师无法继续催眠下去，但是被催眠的人却还陷在催眠状态中。是不是如果没有完成催眠程序，这些人就会继续停留在催眠状态中，直到催眠师把他们唤醒？多数的催眠状态下，被催眠者如果没有继续接受催眠师的引导，被催眠者可能会转入睡眠状态，直到睡饱了醒来，或是被人叫醒（不一定是催眠师）。根据笔者带领工作坊的经验，我们也常常发现学员在练习催眠的时候，因为引导过长、内容过于沉闷，被催眠者事后给予的反馈是听着听着就睡着了，或者就开始思考起自己所要想的内容，并没有发生昏迷不醒的现象。

21. 催眠到底可以拿来做些什么？减肥？戒烟？

答案：催眠在临床上的应用非常广，目前有医学实证的包括缓和慢性疼痛、分娩疼痛、治疗创伤后应激障碍、失眠、抑郁、体重控制等，对于末期病人的安宁疗护也有很好的效果。但是我们必须强调，这些必须是在受过专业训练的心理卫生工作者在实验控制条件下进行的研究。换句话说，这些研究中的催眠都由专业人士进行，过程中被催眠者生理、心理都受到监控和保障。同样的，以催眠进行减肥或戒烟，当然是可行的，但是这绝对不是"好！等一下当你睁开眼睛的时候，你就会非常讨厌香烟……"这样简单催眠的暗示就会有效果的。在进行心理治疗的时候，我们常常发现个案的症状往往有其背后的意义，例如：很多人抽香烟其实是在缓和情绪、纾解紧张，例如：有些人会在工作的休息时刻抽烟以调适心情。因此，如果要进行催眠戒烟，并不是直接把抽烟行为拿掉就好了，戒烟之后的生理状态改变（通常体重会稍增加等）都必须加以追踪掌握，此外，我们也必须提供其他缓和与纾解情绪的方法来替代，才能减少个案重新开始抽烟的概率。

在这本《让潜意识说话：催眠治疗入门》中，我们除了希望透过严谨的科学实验结果来破除大众对于催眠的迷思，并增进心理卫生专业人士对催眠的认识之外，我们更希望介绍一位影响近代心理治疗甚巨的催眠治疗大师：米尔顿·艾瑞克森（Milton H. Erickson，1901—1980）。

为什么我们会特别介绍这位催眠治疗的传奇人物呢？这和心理治疗的演进，以及催眠在学界日益受到重视有很大的关系。人类一直被自身的生理和心理问题所困惑，从弗洛伊德开创的新纪元开始，心理治疗便随着科技的进步和社会的演化慢慢转型改变。近些年来，心理治疗师开始专注如何尽可能在最短的时间内，解决个案问题，这样除了可以提升治疗的效益，也合乎经济的成本效益，短期心理治疗因此应运而生。

这种治疗的取向着眼于短时间内解决个案现阶段的问题，与过去的心理分析有所不同：短期治疗并不去深入探讨个案的过往经验，或者是进行深层的人格分析，治疗的重心在于找到个案的资源来解决当下的问题。这样的治疗取向对于心智功能健全，却困惑于生活问题的一般大众而言，更加平易近人。不消耗过多的时间、以解决问题为导向，对现今当红的自我成长运动而言，也深具启发意义。在短时间内学习到有效的技巧来自我调适，更是生活忙碌的现代人必备技能之一。

艾瑞克森医师所发展出来的心理治疗取向，就是一个很值得作为借鉴的短期治疗取向。身为精神科医师，艾瑞克森本人就是一个传奇故事，他自幼就有多重障碍，除了学习障碍之外，还是个音痴和色盲。年轻时罹患小儿麻痹，这几乎要了他的命。纵使从死神手中逃过一劫，他却没能躲过随之而来的病痛，长期的病痛侵袭更让他不良于行，晚年必须仰赖轮椅。但是他却从未因为这些障碍而被击败，反而利用这些苦痛来砥砺心智。有关他精彩的一生，我们会另外开辟一章来介绍。

在艾瑞克森医师求学和行医的那个年代，心理治疗和临床催眠都还处于萌芽阶段，对这两个领域都充满好奇的他，通过自己的尝试摸索、无比毅力和专业训练，把催眠从怪力乱神和舞台秀的大众印象中，提升为一种有效的心理治疗和医疗辅助工具。

艾瑞克森最为人所熟知的就是他的催眠治疗技巧，他透过许多直接或间接的引导方式来帮助个案解决问题。其实，他并不刻意强调催眠在治疗中的必要性，他把催眠视为一种治疗的工具、方法，却不是必然的途径。他还在治疗中大量使用轶事、隐喻、家庭作业、双关语、刁难个案等与传统大相径庭的治疗方式来帮助个案改变。这些独树一帜的方式，也深深影响了近代的心理治疗，让心理治疗不再只是个案躺在椅子上述说自己的过去。心理治疗从过往由治疗师来解析个案内在的做法，转变成更积极主动地帮助个案走向改变。

希望这本书的问世，能够让更多人有机会看到催眠心理治疗的不同方面，也能对充满趣味和人生哲理的艾氏治疗风格有更进一步的认识。在述说这些故事前，我们先从催眠这个古老的治疗技术开始谈起。

目 录

第一章

催眠的故事

第一节　催眠的发展史

"催眠"的溯源

催眠一直伴随着心理治疗的发展而演进，甚至可以说，就是催眠，激发了近代心理治疗的发展。事实上，我们可以说，催眠一直努力从怪力乱神回归到科学。

先说说"催眠"这个词吧！"催眠"乍听之下就是"催人入眠"的意思，但它和睡眠关联不大，而是进入另外一种意识状态，只不过，过去没有脑电仪这些仪器，学者专家分辨不出其中的差别，所以他们只能摸着石头过河。现今英文里面所广为使用的"催眠"（hypnosis）一词，是在19世纪由苏格兰医师布莱德（James Braid，1765—1860）所创造的，此后广泛为人所接受。但是，催眠的历史可不是那么短暂，它可以追溯到半个世纪之前风靡欧洲的"动物磁力术"（animal magnetism）或是"梅斯默术"（Mesmerism）。

上述说法，是用科学解释催眠的滥觞，若从动物磁力术一路上追溯催眠的源头，则可以从古代的治疗仪式中找到蛛丝马迹。

催眠演化的关键之钥，在歇斯底里（hysteria）与恶魔附身两者间的纠葛中。

所谓歇斯底里，在现代医学中被视为是在认同、知觉和行为控制上有明显转变的精神异常，而且出现在女性中的比率高过于男性。以现代的观点来看，这理所当然会被视为一种心理疾病，可是在古代却非如此。

值得一提的是，一些过去被视为和歇斯底里有密切关联的症状，现在却恰好是催眠研究时必备的催眠标准化测验中的一些指标行为。由研究者朗读引导语（或者称为暗示）来引发被催眠者表现这些行为，并根据这些行为的显现与否来测量被催眠者的催眠反应。所以，过去的异常也可能是现在的正常行为呢！

朦胧时期

催眠的演化过程，得从古埃及的歇斯底里症（hysteria）与中世纪的驱魔仪式说起。在远古埃及，歇斯底里症因为多发生在年轻未婚女性身上，而且会出现一些如痉挛、月经失调、头痛、全身无力等症状，而被视为是子宫的移动造成身体受影响的结果。当时，主张以烟熏来让子宫回到原先的位置。现在英文中的"hysteria"这个词表示非常的情绪化及发狂的行为，就是源自希腊文的"子宫"（hystera），希腊人主张以怀孕作为治疗方式。

歇斯底里症与子宫游移两者间关联的看法一直延续到中世纪，当时对歇斯底里症病人改用祷告来取代之前的疗法。

到了科学革命兴起的17世纪，人们对歇斯底里症有两种截然不同的解决方式：医学界和教会。医学界和教会对于歇斯底里症状，一方是做出"歇斯底里"诊断，另一方则是做出"恶魔附身"的结论。这两种不同的看法，也衍生出完全不同的处理方式。

启蒙时期

在18世纪的启蒙运动下，超自然的解释不再受宠，恶魔附身和子宫游移的说法，被符合当时科学潮流的动物磁力论取代。动物磁力论是一位维也纳医师——梅斯默（Franz Anton Mesmer，1734—1815）的创见。梅斯默采用极具戏剧性的治疗方法，他播放音乐，旋转一根被磁化的铁棒，并用这铁棒来碰触病人的身体。

这种利用碰触来治愈病人的方式，随着科学进步，有了更科学的理论解释。对梅斯默来说，当时最先进的研究就是刚萌芽的电磁学，因此，他也试图透过当时的电磁学理论来诠释催眠。

不过，梅斯默并不是第一个把电磁学套用在人体身上的人。最早运用矿物磁力这类的概念来治病的，是15世纪晚期的庞旁纳提阿斯（Petrus Pomponatius，1462—1524）。他提到磁性物质可以治疗疾病，在他的观点里，能够运用磁力，就能够影响血液和精神。后来，一位德籍的瑞士医师帕拉赛尔苏斯（Paracelsus，1493—1541）则相信，来自星体间的磁场会影响心智，而地球所散发出来的磁场会影响身体。这种磁场的影响，他将之称为"秘密之王"（the Monarch of Secrets），这种力量同时兼具正反两种性质。既然磁场可以治愈疾病，反之，当身体自身的磁场失调时，就会导致疾病。基于这样的假设，他将磁石放置在病人身体上，借此改变病人身上失调的磁场（有趣的是，这样的概念到现在仍然没有消失不见，坊间的磁石饰品就是最好的例子），这样的概念进一步影响到被誉为近代催眠之父的梅斯默。

梅斯默在这样环境下运用了磁力的原理：假如一个人把一块磁铁放在另一个人（受术者）的眼前，他或是她就会变得呆立不动。假如在另外的范围移动磁铁并进行磁化，对方就会特别容易接受那个时候所提出的暗示，受术者的疼痛就会消失。许多其他的疾病也可以在磁石的力量下消除。

然而，梅斯默很快找到了一个令人困惑的发现：德国的盖斯纳神父已经在施行一种很像磁力治疗的方式，但神父却只用手而不用磁铁，这似乎和磁力理论有所冲突。

为了解答这个疑惑，梅斯默仔细观察盖斯纳神父的治疗，并且发现自己不用在手上握着一颗磁石也可以达到同样的效果。梅斯默认为让病人获得治愈的巨大能量并非局限在金属上面，医师能通过碰触来消除病人病痛和症状，代表人体本身也具有这样的能量。因此，他用"动物磁力"（animal magnetism）来表示这种透过"按手礼"（the laying on of hands）达成治疗的宇宙间力量。

梅斯默相信有一种肉眼看不见的磁力流体充斥着宇宙。根据他的理论，这种流体就是产生引力、磁力与电力的原因，同时对人体也会产生深远的影响。磁力流体的不平衡会导致神经性的疾病，而治愈这些疾病的方法就是透过梅斯默术来重新建立流体的平衡。

第一位接受梅斯默术的患者是一位年轻的维也纳女性，她因为痉挛及其他歇斯底里症状而向梅斯默求诊。在施行正统医学治疗却毫无成效后，梅斯默决定尝试在病人身上使用磁石。根据梅斯默的说法，这种方式的效果会在症状获得纾解之后，产生一些疼痛的感觉。接下来的治疗，更能够使她在曾经发作过的部位产生同样痉挛。梅斯默亦发现，他可以借由碰触或点出病人身体的部位，使之产生痉挛。他非常自豪地将这个现象展示给其他人看。

梅斯默针对这位女病患所施行的磁力治疗技术，逐渐地使她康复，这个成功的案例，也替梅斯默带来更多新病人。这些新病患也都会产生类似痉挛的反应，因此，将病人突发性出现痉挛作为疗程转折点，成为梅斯默术最大的特征。接受梅斯默术治疗的病人会带着狂野的眼神，大哭、大笑、尖叫，甚至是满地打滚，直到最后陷入昏迷，这些激烈反应，甚至被视为是治疗的必经历程。

以现在科学的眼光来看，这当中有个错误，就是把催眠所产生的结果，当成是进入催眠状态的征兆，不光是梅斯默，这样的错误在催眠的历史过程中可说屡见不鲜。

除了催眠暗示所导致的身体痉挛现象，梅斯默的另外一位弟子普赛格（Marquis de Puysegur），则是发现了另外一个催眠状态所产生的现象：梦游。他的病人大多是在他城堡周边的农民。普赛格在接受梅斯默术训练的时候，就不太喜欢以痉挛当作治疗转折点的概念，所以他也不会刻意告诉病人这个催眠特征，而他的病人，就不太像梅斯默的病人一样，产生严重的痉挛。

其实，催眠中的梦游也是暗示所导致的结果，所以当施术者对这种所谓的"人工梦游症"（artificial somnambulism）越来越感兴趣时，患者所产生的痉挛转折也就越来越少，相反地，梦游变得越来越常见，这使得梦游取代痉挛，再度被误认为是梅斯默术的历程。

公元1778年，梅斯默移居巴黎，他的治疗在当地深受欢迎。治疗事业的蒸蒸日上，使他开始思考怎样同时对多个人进行治疗。这样的需求，促使他开始使用大桶的磁化水来进行团体治疗。这种疗法是利用一个大约一英尺高的圆形橡木桶，放置在一个挂着厚窗帘、仅有些许柔光的大厅正中央，病人围绕着桶子排成好几排，用链条让病人相互连结。除了物理的环境之外，气氛也很重要，所以，当这些病人在等待大师出场之际，还可以听到隔壁房间传来钢琴或口琴所发出的悦耳旋律。当病人沉醉在这种氛围时，大师梅斯默就会身穿淡紫色高级丝织外套，仿佛是花蝴蝶一般，用优雅的姿势手持长铁杖——碰触病人身体。被碰触到的病人就会仿佛触电一般，身体不由自主地开始痉挛。如果铁杖没有效果，梅斯默也会用他的手来磁化年轻女性，透过手来对患者身体施压，直到患者产生痉挛为止。

树大招风，梅斯默的成功促使许多医师同业开始对梅斯默产生怀疑与担忧（这多少也冲击了他们的生计），在众多医师的要求下，法国政府决定对梅斯默术展开调查，并且由法国国家科学院指派一个具有官方身份的委员会来主持。这个委员会成员来头不小，也包括了一些当时著名的学者专家，譬如因在雷雨中放风筝证明闪电而闻名，当时正担任美国驻法大使的富兰克林（Benjamin Franklin）、现代化学的创始人拉瓦锡（Antoine Lavoisier）与以针对身心问题的医学解答而闻名且支持使用断头台的吉约丹（Guillotin）医师等。

这些委员以官方身份来调查梅斯默术的真实性，但是他们的科学家本色，让他们设计出一系列至今仍可说是极具巧思的实验，并且验证得出结论：梅斯默术的效果是来自"对施术者的想象与信念"，而非所谓的"动物磁力"。这些在18世纪所做出的实验结果可说是当头棒喝，成功地证明催眠现象取决于人们对于治疗程序的信念，而不是程序本身。至今，很多人仍然误以为有所谓的催眠大师，其实大师的催眠之所以有效，是源自被催眠者对大师的信任！

这个官方委员会的结论，对梅斯默可说是晴天霹雳。梅斯默原本如日中天的声望瞬间从云端跌落，虽然他试图用科学的观点来解释催眠，但是委员会认为梅斯默术的效果是由于想象力的宣判，等于是宣示梅斯默术并非真正有效。但是，有一位梅斯默术的支持者提出了一个相当好的见解："假如想象力的治疗是最有效的方法，为何我们要摒弃不用呢？"也就是说，我们更应该去探究为什么想象力会是个有效的治疗方法，而不是束之高阁，弃之如敝履。但不幸的是，这样的观点没有被接受,很多学者只因为催眠被冠以不正确的解释或是被污名化,就避之唯恐不及,忽略了催眠的正面效益和启发。梅斯默术虽然在学术界没落不起,但是动物磁力术理论声称磁力赋予人们超自然力量,助长了催眠的神秘性,一直延续到今天。

委员会的调查结果,对于催眠的科学发展是无情的一击,但在麻醉剂发明之前,梅斯默术应用在大型外科手术上缓解疼痛,却有显著的作用。举例来说,苏格兰医师埃斯代尔(James Esdaile,1805—1859)就在印度使用梅斯默术来进行了上千次的低风险外科手术以及数百次大型外科手术,包括大型阴囊肿瘤切除。

梅斯默一生努力想把催眠带入正统的医疗体系当中,也试图通过科学理论来解释催眠(只可惜用错了理论),他没有完成的任务,由他的学生与信徒们辗转经由其他的国家,接续了下去。

科学研究时期

19世纪早期,催眠终于有了翻身的机会。首先让催眠在专业上重振的是19世纪的苏格兰医师布莱德(James Braid,1785—1860)。其实布莱德一开始对催眠也抱着怀疑的态度,他对于舞台示范中借由凝视一个闪亮物体而让受术者受磁化作用，感到印象深刻。但是，他对于磁性流体这样的理论说法，却非常不以为然。他提出另外一个大胆假设：被催眠者是由于神经性的压抑，从眼睛（借由凝视所造成的紧绷）流回大脑造成一种类似睡眠的状态。布莱德借用希腊神话里的"睡神（hypnos）"之名，将这个现象命名为神经性睡眠（neurohypnosis），简称为催眠（hypnosis），这也是现今催眠这个词英文的由来。

但催眠的本质与睡眠其实不同，布莱德日后虽然发现错误，也试图想要改换名称，但这名词已经被普遍接受，只好将错就错，沿用至今。同样的问题，也出现在中文翻译上，"催眠"这个词也容易让人误以为就是引导进入一种睡眠状态，催眠治疗师必须要花费功夫去对个案说明，以免造成误解。

随着催眠经验累积，布莱德了解到，被催眠者的行为大部分是受到催眠师所传达出来的想法和预期所影响，因此修改了早期对于神经抑制的理论，发展出凝视亮点的催眠方式。他利用放手术刀的盒子，在盒子顶端挖个洞，让设计好的光源从盒子的小孔透射出来，叫被催眠者双眼凝视这个小的发亮点，再加上一些引导技巧，就可以让被催眠者在不自觉中进入朦胧，也就是被催眠了。这种方式日后也成为催眠中普遍使用的眼睛凝视技巧。

　　虽然布莱德修改了他自己对于催眠的理论解释，但他早期所提出的关于神经性睡眠的概念，影响了著名的法国神经生理学家沙考（Jean Martin Charcot，1825—1904）。沙考并没有全然接受布莱德的概念，他研究那些被诊断为歇斯底里症的病人，并且相信催眠和歇斯底里症都反映出一种神经性的缺陷，并据此推论只有患歇斯底里症的病人能够被催眠。

　　根据沙考的理论，催眠有三个阶段：昏睡期（lethargy）、僵直期（catalepsy）和梦游期（somnambulism）。每一个阶段都是经由不同的引导所产生的，且每一个阶段都和特定且彼此互异的行为症状有所关联。昏睡期是经由眼睛凝视所产生的，并且会形成一种似睡状态，在此阶段人们无法对刺激做出回应。僵直期则是由一个强烈、突然的刺激（像是一道强光或是一声巨响）所激发产生的，并且会引发像蜡像一样的僵直状态。梦游期则是三个阶段中最难产生的状态，需借由对头部的施压而产生。沙考相信仅有在这个状态下，病人可以听、说并对暗示做出回应。仅有症状最严重的歇斯底里症才会出现全部阶段，而它们的出现可以被诠释为一种生理性病理的指标，也就是在他的理论中，只有精神病患者才会出现催眠的现象。

　　在同一个时期，布莱德的催眠术理论还影响了来自法国南锡镇的利布莱特医师（Ambroise-Auguste Liebeault，1823—

1904），他通过临床试验，发展出一套"口语引导"，不需要经由凝视亮点，即可将个案引入放松的催眠状态。可惜的是，这套方法刚诞生时乏人问津，一直到多年后，一位南锡大学的教授柏恩罕（Hippolyte Bernheim，1840—1919）对他的学说很感兴趣，引荐了一个其他医师都认为"无药可救"的病人给利布莱特，并且想要拆穿他的说法，没想到，利布莱特竟奇迹般地治好了这病患。

于是柏恩罕邀请利布莱特到南锡大学作研究，两人后来更一同创建了"南锡学派"，他们使用的便是"口语引导法"，认为催眠行为产生于暗示，催眠的产生纯粹来自心理，而和生理的异常无关。他们把治疗重点放在治疗者对病人的建议，也认为医师和病人间要培养良好的关系，这些概念都替现代催眠奠定了良好的基础。

不仅如此，南锡学派也拒绝接受沙考所提出的理论，也就是催眠和歇斯底里症及某些特定的病理症状有关的概念。相反地，南锡学派认为沙考会产生这些错误推论，是因为他在无意间暗示了病患某些特定的行为，患者因此产生这些行为，沙考进一步错误推论这些行为是催眠的特征。这个分歧导致了沙考学派与南锡学派间短暂却激烈的论战，沙考的理论在后来完全被推翻，他自己本人也在去世前承认自己的看法有误。然而，这场论战却促成了心理动力学的建立与成长，南锡学派对于催眠的概念则成为20世纪催眠理论、研究与临床实践上最主要的基础。至此，催眠已渐渐被研究领域所接纳。

虽然沙考的理论落败，沙考的学说却仍影响了日后的"心理治疗之父"弗洛伊德（Sigmund Freud，1856—1939）。弗洛伊德可说是心理学史上最有影响力的人物之一，但却很少人知道他早年曾热衷提倡催眠，自20世纪以来，催眠在科学界和心理治疗领域一直不受重视甚至被排斥，可能和弗洛伊德后来放弃催眠有关。

弗洛伊德曾受教于沙考，并开始接触催眠，他支持催眠并用它来治疗病人，还与科学界的友人布罗伊尔（Josef Breuer，1842—1925）合作用催眠法治疗病患。尽管他对催眠的研究相当成功，也很清楚催眠的功效，但到了19世纪晚期，弗洛伊德却拒绝在治疗上使用催眠，并非他不认同催眠，而是他发现催眠时给病人的暗示效果并不持久；有些病人在治疗过程中对治疗师过于依赖，会把情感强烈地转移到治疗师身上；也有人说弗洛伊德因为戴假牙，导致引导语的发音不清而影响效果，最后干脆放弃。无论是何种原因，弗洛伊德对催眠的排斥致使催眠在20世纪的前期被贬黜到医学与心理学的边陲地带，20世纪以来多数科学家不再重视催眠，催眠只能透过一些对催眠仍忠心耿耿的研究者流传下来，直到第一次世界大战才有了转机。

第一次世界大战爆发后，由于战场上医疗设备严重不足，止痛药缺乏，学过催眠的外科医生只能通过催眠麻醉来缓和病患的伤痛，或是在深度催眠下进行医疗。战争结束后，战争也对士兵造成了许多精神方面的问题，有些长年在战场上经历爆炸威胁的士兵，对于声光或温度会恐惧和过敏，产生了精神医学上所谓的"恐怖症"或"精神官能症"。许多临床医生与心理治疗师仍通过催眠治疗来医治病患，这也使催眠再度受到临床医学界重视。美国医学协会（American Medical Association，AMA）因此肯定催眠是一种有价值的医疗方式，AMA的这个重要决定使催眠重新回到医学治疗界。

值得一提的是，美国学者赫尔（Clark Hull，1884—1952）系统化的实验研究，对催眠领域产生了重要的贡献。他也鼓励将催眠研究融入大学及其他研究机构当中。在他之前，治疗师通常都是单打独斗，并局限于以病人为研究对象，较缺乏整套的科学严谨程序。正统科学界尽管对催眠仍保持观望，但赫尔的努力除了展现自己的研究成果外，也激发了一位学生对催眠的热爱，使他成为20世纪最著名的催眠治疗大师。

1923年，一位年轻的心理系学生在赫尔的课堂上看到实际的催眠示范，大感兴趣，并如法炮制且成功催眠他人。这位学生就是艾瑞克森（Milton H. Erickson，1901—1980），他既研究催眠，也进行临床治疗，成为极具影响力的催眠临床革新者与实务工作者。尽管艾瑞克森有些关于催眠本质的想法已经被研究所驳斥和修正，然而他所提出的许多创新技巧，隐含了临床、认知、社会心理学研究的基础，也重新创造了催眠在临床医学与心理治疗上的独特魅力。

在艾瑞克森的努力推广下，催眠相关学术组织的影响力日益增长，这些专业组织增加了横跨各个专业领域（范围涵盖了医学、心理治疗、社会工作与牙科等）的个人训练与各项临床技能。他所发展出来的治疗策略和技巧，也促使心理治疗朝向策略和焦点解决作为介入趋势。此外，催眠方法适切的调整、对催眠现象更精巧的实验验证、使用催眠来回溯记忆与解离性疾患治疗方法的争论、健康心理学的趋势等，都驱使催眠进入今日临床工作的主流之中。

艾瑞克森及其他催眠学者在1957成立了美国临床催眠学会（American Society of Clinical Hypnosis, ASCH），艾瑞克森本人担任了两年的理事主席。同时，他也创办了《美国临床催眠期刊》，担任首任编辑长达十年之久。这两件事同时象征着催眠从过去被视为黑魔术、旁门左道、舞台表演，蜕变为被学术界认可的研究领域。

艾瑞克森除了致力于催眠的学术研究之外，也开创了独树一帜的治疗取向。有别于当时流行的精神分析与行为治疗，他创造了一个以个案需求和资源为导向的治疗方式，以特殊的技巧来帮助治疗师看到个案的潜意识资源，并学习如何驱动这些资源。

21世纪的今天，站在前人的肩膀上，催眠仍然是个需要我们投入更多心力去了解与研究的专业领域。

第二节　什么是催眠

催眠的定义

至今，学术界对于什么是催眠仍众说纷纭，没有一个能被广泛接受的定义，光是"催眠"（hypnosis）一词，就可以涵括两个层面，一个指的是将人引导进入催眠状态的过程（hypnosis-as-procedure），另外一个层面则是经由前述过程所产生的状态结果（hypnosis-as-product）。不光是英文如此，中文的"催眠"也同样可以用来代表引导进入催眠状态的过程，或进入这种状态的结果。

在第一个层面中，"催眠"被视为是一个改变意识状态的过程，然而，这个过程是否必然会产生催眠现象，引发了学者进一步的争论：这是取决于被催眠者的态度（attitude）还是资质（aptitude）？一个人是否容易进入催眠，是受到他的态度影响、容易被改变？还是和人格一样，是稳定的特质呢？

从早期梅斯默以动物磁力说来解释催眠开始，人们对催眠的定义的争论就一直没有停止过。近代学者对催眠的看法亦是包罗万象，莫衷一是，包括：催眠是一种心智状态的退行

（regression）；催眠是养成的学习（acquired learning）；催眠是一种解离（dissociation）；催眠是有动机的参与（motivated involvement）；催眠是角色参与（role enactment）。

也有学者认为催眠是"一种引导下的想象、知觉专注和注意力的集中"，这种状态非常类似于当我们专注在阅读一本好书、看电影时的状态，甚至有些学者认为这些都是相似的状态。

根据全世界最大的心理专业组织——美国心理学会（American Ps-ychological Association, APA）中的第三十分会"心理催眠分会（Society of Psychological Hypnosis）"在2014年对催眠所下的定义：

催眠是一种意识状态，包含专注聚焦及对周遭觉察的缩减，其特征为对暗示做出回应的能力增强。

催眠引导是一种用来引导产生催眠的程序。

被催眠能力是指在催眠中个体能经验到受暗示而产生的生理、知觉、情感、想法或行为等种种变化的能力。

催眠治疗是指运用催眠对生理和心理疾患或相关问题的治疗。

APA的这个定义可说是折衷产物，里面并没有对催眠做出任何解释，毕竟，要让对催眠抱着不同解释的学者能够接纳一个共同的定义，相当困难。特别是在催眠状态下，被催眠者可能是专注的，却也可能是意识飘忽的，要定义这种兼具截然不同现象的过程，确实比其他心理现象困难许多。

另外有一个较简洁的定义（Elman，1964），对于实际引导个案进入催眠状态有很大的帮助："催眠是一种绕过个人批判能力并且产生出选择性思考的心理状态"，这样的定义很类似佛教的打坐或冥想、瑜珈等状态产生的必需条件，这个定义虽然精简，但也是笔者在实践经验上认为相当能够掌握催眠过程精髓的一个定义。

催眠下的角色差异观点

从催眠者与被催眠者的关系，我们可以得到另一种关于催眠的理解，从二者的关系，定义了三种催眠的观点：权威观点、标准化观点、合作观点，这样的分类使我们思考在临床实践上的催眠是如何进行，也区别了舞台催眠、实验性催眠和临床催眠间的差异（表1-1呈现三种观点的比较）。

表1-1　观点的类型

条目	权威观点	标准化观点	合作观点
常见的情境脉络	催眠舞台秀	实验室	临床实践上
目的	加深印象、误导或娱乐观众	研究特定现象	制造转化的机会

续表

条目	权威观点	标准化观点	合作观点
焦点	催眠师	被催眠者	合作关系
催眠师的沟通类型	直接且专制的命令	标准化和变化的暗示	极具弹性，随个案模式而调整
被催眠者的一般任务	表现出怪异和不寻常的行为	遵从实验指导语	在安全的人际脉络下发展出深入的个人内在经验
引导的长度	简短的	简短的	不一定，但通常长一些（30~60分钟）
对于无催眠反应的解释	被催眠者在"抗拒"	被催眠者对催眠"不具感受性"	治疗师需要针对个案的特定模式再调整
主要关注的资料	被催眠者的行为	被催眠者的行为	个案的内在经验与随之而来的行为改变

注：根据Gilligan（1987）资料整理

1. 权威观点（authoritarian approach）

权威观点将催眠者视为是具有特殊心理能力的人，透过催眠者的暗示，比较敏感的被催眠者就会因此进入催眠状态中。这种观点特别强调催眠状态的阶段，也特别强调催眠者和被催眠者间不对等的关系。这种观点常常造成某些特质的人特别容易进入催眠的印象，在这个前提下，女性被视为是较容易接受催眠的一群人。而这个观点也往往导致某些人不愿意接受催眠，因为他们会有：如果我容易被催眠我就是个性软弱等错误认知。

由于权威观点重视催眠者的力量，因此，他们并不重视被催眠者的独特性，我们可以在当年的梅斯默或现今的舞台催眠秀上看到权威的展现，抱着这种观点的催眠师会塑造出一种神秘、权威的形象，也会强调催眠术的控制力量。

2. 标准化观点（standardized approach）

这个观点衍生自实验心理学，并不将焦点放在催眠者的力量，而是在被催眠者上。标准化观点使用标准的作业程序和指示语来对受试者进行催眠，为了摒除实验的其他干扰，甚至会用录音带播放同样的催眠引导，然后检视受试者是否进入催眠状态，或是根据受试者的反应，来决定他们进入催眠的深浅。因此，标准化观点认为催眠的成败取决于被催眠者，而不是催眠者。

但是，这样的观点有几个问题：

第一，假设标准化的引导（induction）是引导每个人放松和想象不同事物的先决条件，也是衡量每个人可以进入何种催眠程度的标准，但是，标准化的程序是否适用于每一个人？不同的催眠方式是否也能让被催眠者进入催眠？因此，这样的前提是否正确，有待商榷。举个简单的例子：很多催眠引导是利用海边或是某个特殊的场景来让被催眠者放松，但是，如果被催眠的当事人刚刚好对这样的场景有不好的回忆，甚至是创伤，就会很难顺利进入催眠，然而，这并不代表当事人就是无法被催眠的。

第二，标准化观点用被催眠者的反应作为催眠感受性的指标，并用来检验暗示有效与否。换句话说，如果被催眠者无法感受到催眠师所下的指令："你的手臂会越来越沉重"，那他就不是好的被催眠者。但是，催眠也可以视为是一种体验（experience），就像是爱、愤怒这类的感受一般，每个人都不尽相同，如果因为被催眠者无法接受这样的催眠引导，就判断他不适合被催眠，便太过武断了些。在实际的催眠经验中，我们也很容易遇到被催眠者对催眠者的引导产生出乎预期的反应的情况。在某些情形下，催眠者会要求被催眠者做出特定的反应，像是举起手指或是抬起手臂，但是被催眠者却不见得会听从，反可能因进入非常放松的状态，整个人像一摊烂泥一样完全放松，这时候以标准反应作为指标就会有误判的可能。试想：一个被深度催眠而完全放松的被催眠者，在动作类的指标上能够得到分数吗？如果不行，这会如何影响指标分数？

标准化观点的第三个问题来自未能正视催眠感受性分数常受许多因素影响，这些可能影响因素包括：交替的引导策略、药物、环境设定、特殊训练等。这些因素若没有被考量进去，便影响了分数的正确性。

3. 合作观点（cooperation approach）

许多近代催眠治疗师都相信催眠反应真实地呈现了被催眠者的动机、兴趣与治疗师的弹性、敏锐度间的交互作用，也透露出治疗师和个案间的治疗关系。

有些临床工作者认为：不论催眠治疗师扮演怎样的角色，个案的角色才是真正产生作用的关键。个案从能力、学习和整个人的亲身经验来产生作用，催眠治疗师只能引导、指点、监督和提供个案产生改变的机会。为了要达成这个目的，他必须要了解整体情形和需要，完全地保护个案，并能够促成治疗。他必须接受与善用过程中的行为，而且能够创造机会，并提供情境来造就个案的改变。

这样的催眠师与被催眠者间的合作观点根据了一个相当重要的原则："善用"，也就是个案显露出来的任何特质、行为、生活经验，甚至治疗中产生的抗拒，都可以作为发展出治疗性催眠的有利线索和资源。与标准化取向的标准引导词不同，合作取向会根据个案在治疗过程中所展现出来的行为进行引导，所以每一个人的催眠治疗过程都会是独一无二的。

与前面两个观点不同的是，合作观点并不强调催眠治疗师所具有的能力，也不把他视为具有特殊能力的人；同样地，在催眠治疗的过程中，治疗师必须根据个案的情形来选择适当的催眠或治疗方式，促动改变，而不是坚守固定、标准化的引导和治疗流程。

权威观点、标准化观点、合作观点的分类方式，有助于破除人们对催眠的迷思，在临床工作上，被催眠者有没有进入催眠，并不适合单纯地用"抗拒"（权威观点）或是"低被催眠能力"（标准化观点）来判断解释，找到适当的方式来引导，才是实践工作者的首要考量。

第三节　催眠现象

常见的催眠现象

长久以来，一般大众对催眠最感到好奇的，就是超乎常理的各种催眠现象，我们总是会看到被催眠者仿佛是失去控制一般，任催眠师摆布，或是出现匪夷所思的动作，如全身僵硬、被其他人踩在身上的"人桥现象"等。到底可能会出现哪些催眠现象呢？

大多数人都可以被催眠到某种深度，但每个人对催眠的反应却各自不同。这里有一个很重要的关键（对研究者而言也是个头痛的问题）：我们怎么知道被催眠者是否进入了催眠状态呢？

被催眠者是否进入催眠状态，有极大部分是根据自陈的催眠体验报告，也就是由被催眠者主观陈述自己被催眠的状态和过程。目前学界还没有一种公认的客观生理评估仪器或工具，能够确认被催眠者确实已经进入催眠状态。

根据诸多自陈的催眠体验研究报告，我们可以大致列出下面常见的催眠现象。但我们必须先强调，每个人的差异性极大，催眠现象也会因人而异，这里纵使列举出一百种催眠现象，在实际临床工作上仍可能出现第一百零一种，所以，我们不会、也不可能完全列举出所有的催眠现象。

1. 年龄回溯（age regression）

年龄回溯是一种记忆的体验性延伸运用。年龄回溯现象的产生在于告诉被催眠者回溯到某个过去时间点，在此时此刻像是重新体验一般〔称为"还原（revivification）"〕，或者是让被催眠者尽可能以鲜明的方式回忆这些经验〔称为"记忆增强（hypermnesia）"〕。这两者间的差别在于，在"还原"时，被催眠者会融入经验当中，感觉起来就像处在当时的情境里；而在"记忆增强"中，被催眠者在栩栩如生地回想记忆当中的细节时，仍是处在现在当下。简单来说，一个是重新体验过去，一个则是回想过去。

2. 年龄增进（age progression）

年龄增进是对未来投射的运用。年龄增进现象的产生在于引导被催眠者进入未来，以让他能够有机会想象当下改变在未来造成的结果，或是摆脱过去日复一日的生活，产生新的不同。

3. 失忆（amnesia）

失忆是一种记忆的丧失，简单来说就是忘记某些事物的经验。很多人都以为在催眠中失忆会自然产生，实则不然。被催眠者想要记得暗示与催眠经验，他就可以记住，若在过程中产生失忆，反而有可能忘记催眠过程，对治疗产生困扰。值得提醒的是：有些人以为可以用催眠治疗来遗忘过去的痛苦经验，譬如忘却分手的女友，其实不然，反而有可能产生压抑等副作用。

4. 痛觉丧失与麻木（analgesia and anesthesia）

这两个词一般会译为止痛和麻醉，但在此为了区别催眠所产生的现象和医学上通过药物所造成的止痛和麻醉，所以使用痛觉丧失和麻木。催眠引导产生的痛觉丧失与麻木是属于不同层级的身体知觉丧失。痛觉丧失指的是痛觉的降低，而其他能够觉知到身体的感觉依然会留存下来，但是麻木指的是身体全部或部分完全或接近完全感觉丧失。

5. 僵直（catalepsy）

僵直不仅局限在肌肉僵硬上面，而是被界定为对某个特定的刺激产生聚焦专注，进一步连结产生自发性的动作抑制。这样的反应可以包括眼神呆滞、行动迟缓、肌肉僵化、无意识动作和像是呼吸、眨眼、吞咽这类的基本生理功能迟缓。

6. 解离（dissociation）

解离被界定为将整体体验变成部分，或是将某部分的意识觉察放大而减少其他部分的觉察，包含了生理上的解离（例如：觉得自己的手不像是自己的）、心理上的解离（例如：感受到另外一个部分的自己）。

7. 幻觉和知觉改变（hallucinations and sensory alterations）

催眠幻觉是被催眠者接受引导所产生的脱离当下和客观现实的体验。幻觉在定义上，是一种非外界刺激（也就是非实际存在的刺激）产生的知觉体验。幻觉包括了正性（positive）和负性（negative）幻觉。正性幻觉是产生不客观存在现实中的知觉体验（包括视觉、听觉、触觉、味觉、嗅觉），例如：催眠者拿了一杯开水给被催眠者，并且暗示这是一杯柠檬水，而被催眠者喝了也真的觉得是柠檬水。又如告诉被催眠者旁边有只苍蝇在飞，被催眠者就伸手赶苍蝇等，这些都是属于正性幻觉。而负性幻觉刚好相反，是让被催眠者不体验到现实中应该存在的感觉，例如：睁开眼却看不到旁边的人。

8. 意念动力反应（iedodynamic responses）

人类的自动功能至少存在三个不同层级：动作、知觉和情感。所谓意念动力反应，就是将想法转化为动力，包括了意念动作反应（ideomotor responses）、意念知觉反应（ideosensory responses）和意念情感反应（ideoaffective responses）。意念动作反应是心理经验的生理显现，也就是身体无意识地对想法反应，就像是在听演讲时，听到主讲人讲到一些让人心有戚戚焉的议题时，听众就会不由自主地点头（但是内心却没有刻意去察觉这个动作）。意念知觉反应则是指和暗示过程相联结的知觉自动化体验，成语"望梅止渴"可以说是意念知觉反应最好的例子。意念情感反应则是和个人经验所连结的自发情感反应，最常见的就是当我们在看一部感人的电影时，情绪自然地涌现，就是最明显的意念情感反应。

9. 时间扭曲（time distortion）

对于时间的体验是一种纯粹主观的经验。有时候，我们对时间的感知会与客观时间有所差异，因而感到时间过得特别快或特别慢。很多时候，被催眠者常在催眠结束时告诉催眠者：怎么才几分钟而已？实际上已经过了好一段时间了。我们常说：欢乐的时光过得特别快，痛苦的时间过得特别慢，也可说是时间扭曲的两大类型。

除了前面的现象外，我们还可以再列出一些常见的催眠状态指标：如瞳孔放大、身体僵直、脉搏变慢、声音的改变、呼吸的转换、脸部的放松与平顺、舒适与放松、吞咽反射、眼睛的改变和闭合、身体的静止等。

被催眠能力

什么样的人最容易进入催眠？要如何得知对方是不是容易被催眠的人？还有一个问题就是：被催眠者进入催眠状态了吗？这

就是"被催眠能力"（hypnotizability）探讨的相关领域。

催眠测量工具，是让催眠被科学界接受的重要工具。过去三十年，来自保险公司、消费者和其他相关专业的需求，促使心理卫生研究者研究"实证支持疗法"（empirically supported treatment, EST），使得心理卫生专业面对更大的压力，致力于发展催眠的操作性定义，以提供更客观的测量方法，证明催眠治疗方法有效。

相反地，有学者对临床上使用催眠能力量表持反对的意见。有学者认为量化的测量工具仅能用在一般的催眠情境下，在特殊的催眠情境下，会误导、干涉并造成带有移情（病人把自己对某人的情感投射到治疗师身上）的干扰，影响治疗工作的走向。

也有学者认为，催眠能力量表并不能测量出在治疗情境下的回应能力，且催眠能力量表的假设也不尽然符合治疗情境，纵使知道个案的被催眠能力，也不能保证治疗的成功，充其量只能提升治疗效率，让治疗师知道个案是什么样的被催眠者。如果是较容易有反应的个案，就用比较简单、直接的暗示；比较没有反应的个案，则需要花费较多时间、用较间接的方式来引导催眠。

催眠学术界的另外一位重量级学者——斯皮格尔（Spiegel），

则针对这样的质疑提出修正。他认为，测量被催眠能力的潜在价值在于提升治疗效率。如果被催眠能力能够更迅速、更精确地被测量出来，可以避免不必要或是没有治疗价值的互动。他设计催眠诱导侧写（the Hypnotic Induction Profile，HIP）来评估被催眠能力，也可以用来衡量哪些个案可以从催眠治疗或是一般的心理治疗中得到最大的效益。根据斯皮格尔的观点，HIP不仅可以提供个案在解离、感受性和专注能力上的测量，也可以了解一个人是否适应调整，且可以集中注意、内化和调整新的观点。HIP的假设是，催眠是一种由催眠治疗师或被催眠者自身所诱发，带有反应性专注的微妙知觉转换，所以可以透过一些生理指标来加以评估和测量，整个评估大约花费十到十五分钟。

催眠能力量表测量些什么呢？

首先要厘清的是，有些中文书籍采用"催眠感受性""催眠暗示性"等名词来代表被催眠者进入催眠状态的程度或是容易度，那这些又与"被催眠能力"有什么不同呢？

当初参与编制斯坦福催眠感受性量表（Stanford Hypnotic Susceptibility Scale，SHSS）的维兹霍夫（Weitzen-hoffer）则认为"催眠感受性"（hypnotic susceptibility）是指对暗示（suggestion）回应的能力，并且是做出非蓄意（nonvoluntary）

的回应。所以他们使用了"催眠感受性"这个词汇。

有些学者则用比较中性的词汇:"被催眠能力"。所谓的"被催眠能力"(hypnotizability)被多数专家界定为:在研究中针对被暗示体验明显回应的能力,且实质上是以个人因素为主而没有加入人际互动或情境脉络因素。在部分文献中则是分别用"催眠反应力"(hypnotic responsivity)、"催眠感受性"(hypnotic susceptibility)、"催眠能力"(hypnotic ability)这样的字眼来描述。

坊间有些中文文献采用"感受性"(suggestibility)或"接受暗示性"等名词,而本书采用"被催眠能力"(hypno-tizability),是因为在中文中使用"受暗示性"这样的词汇也会容易令人误解催眠是一种失去控制的状态,所以我们在书中尽量以被"催眠能力"来代表这个概念。

这里简单列举出一些常见的"被催眠能力"测试:

1. 雪佛氏钟摆测试(Chevreul's pendulum)

要求被催眠者用食指和拇指抓住一个用细线绑住的钟摆并且看着钟摆。接着开始暗示被催眠者,钟摆会开始摆动,钟摆摆动的幅度越大,被催眠能力越高。当然,这个测验也可以修改成其他方式,例如:预先在纸上画个圆圈,中间再画两条相互垂直的直径,接着要求被催眠者顺时针方向看着圆周和两条相互垂直的直径相交的四个点，钟摆就会随之摆动，摆动幅度越大，表示被催眠者越容易接受暗示。

2. 手臂飘浮（arm levitation）

要求被催眠者将手臂轻松放置在大腿上，随即引导被催眠者手臂变得越来越轻，越来越没有重量，接着手臂就会开始慢慢往上飘浮，手臂飘浮越高，被催眠能力越高。如果被催眠者因坐在椅子上较难以想象手臂飘浮，也可以让被催眠者站起来，手臂平举，再开始想象。也可以将两手平伸，想象一只手上面绑了一串氢气球，另外一只手上面放了一本厚书，一只手变轻，另一只手变重，如果两只手的距离拉开得越大，表示越容易进入催眠。

3. 双手紧握测试（Coue hand clasp）

同样要求被催眠者轻松地坐在椅子上，双手十指交叉紧握。催眠者给予引导：双手开始卡住（想象被绑住、被胶水粘住等），接着增强引导的强度：双手越黏越紧，以致双手无法分开，被催眠者越努力就会越难分开。接着要被催眠者尝试将双手分开，如果无法分开就表示容易被催眠，反之则不容易。

4. 双眼紧闭测试（eye closure and catalepsy）

这个测试中的通用指导语在于"尝试"和"做"这两个部分，也就是："你越努力去……，你就会越难去……。现在开始尝试……，现在你可以……，尽量去尝试……"。以双眼紧闭为例，催眠者可以引导被催眠者："现在你的双眼越来越沉重，你眼睛的肌肉也完全放松下来，所以眼皮会完全紧闭在一起，以至于你无法睁开你的眼睛。你越努力去睁开眼睛，你的眼睛会越难睁开……，现在你可以试着去睁开眼睛，但是你会发现很难睁开……"，如果被催眠者双眼确实无法睁开，就表示容易被催眠。

5. 知觉转换（sensory alterations）

在这个测试当中，催眠师会给被催眠者手上握着一个物品，接着会引导被催眠者这个物品开始慢慢变热，物品变热的时间长短和变热的程度，决定于被催眠者的被催眠能力。

进行这些测试时务必要注意的是：不论被催眠者是否能通过这些测试，催眠者一定要在结束前告诉被催眠者恢复正常状态，也要确认进行测试的部位，例如：双手，是否恢复正常。如果没有进行确认，有可能会对被催眠者产生不良影响。

不管是采用什么样的方式来确认被催眠者是否容易进入催眠，或是催眠的程度如何，在临床催眠上，也出现了两种分歧：有些人认为在催眠治疗前使用被催眠能力测试，可以方便治疗师了解个案是否容易进入催眠，或是适合何种方式进入催眠；但是反对的人则认为，既然是从事临床催眠工作，自然不能像舞台秀一样，筛选容易进入催眠的人，不论个案是否容易进入催眠，都是治疗师必须克服的问题，因此被催眠能力测试就不是那么重要了。

催眠深度

催眠深度一直是个广受争议的议题。对于舞台催眠或是催眠表演者而言，催眠深度越深，越能够让被催眠者表演出一些讨好观众的行为。有些医疗过程和实验研究，也需要深层催眠（例如：手术）。但也有许多其他情况，仅需要轻度催眠即可（例如：辅助医疗程序、肠躁症、乳突病毒和许多心理治疗等）。研究者和临床工作者一般会先评估个案的被催眠能力，接着是催眠深度能力。有一个常见的误解，认为如果个案在某个广泛使用的催眠能力量表上得到高分，他们就能在催眠过程中自动进入足够的深度，然而事实并非如此。尽管在催眠能力量表得到高分，催眠治疗师仍须尽力引导个案进入适当的催眠深度，在催眠过程中，仍须持续透过个案对于催眠引导的接纳和深化，来达成所需的催眠深度，并透过个案自己的陈述来加以确认。

对于催眠深度的界定，卡拉尼思克和霍尔（Crasilneck & Hall，1985）两人则根据他们的临床经验，将催眠深度区分为四个阶段（见表1-2）。

1. 类催眠状态（hypnoidal）

很类似清醒状态下的放松，并且会出现一种可靠的我—你（I-Thou）移情关系。在这个阶段当中，被催眠者发展出对催眠的安全感与信任感。治疗关系于此时建立起来并且逐渐深化。此时并不建议进行症状的改变或进行催眠分析。

2. 轻度催眠状态（light trance）

被催眠者开始宛如身处在和放松时不同的状态下，像是进入睡眠状态一般，除了姿势维持不变，对暗示的回应都会呈现出对催眠者的清楚觉察。

3. 中度催眠状态（medium trance）

这个阶段并不明显，除非以特定的测试来加以确认。如果没有加以测试，个案很快就会迅速地从轻度催眠状态进入深度催眠状态。

4. 深度催眠状态（deep trance）

这个阶段没有办法只凭观察就确认，必须使用测试（如：知觉丧失或是保持在催眠状态中睁开眼睛）来确认被催眠者是否已进入此一阶段。一个可能的观察线索就是，被催眠者嘴唇周边紧邻皮肤黏膜边缘大约一厘米的区域，会有苍白的现象，这个现象通常代表被催眠者已进入梦游状态，且会持续到被催眠者离开催眠状态后约一分钟。

表1-2 催眠深度

阶段	测试
类催眠状态	眼皮眨动 身体的放松 闭上眼睛 肌肉无力的感觉
轻度催眠状态	无法睁开双眼 深沉且缓慢的呼吸 渐渐加深的无力感 僵直（catalepsy）
中度催眠状态	手套似麻木（Glove anesthesia） 部分失忆
深度催眠状态（梦游）	幻觉（hallucinations） 有能力睁开眼睛而不影响催眠状态 广泛失忆 催眠后麻木和痛觉丧失 年龄退行（age regression） 催眠后正性与负性幻觉 嘴唇苍白

注：根据Crasilneck & Hall（1985）资料整理

其实，针对催眠现象、催眠深度和被催眠能力这三者的关系，一直有很多争议：究竟不同的现象、深度或能力，是由于催眠者的引导？还是被催眠者自身的差异？以催眠深度为例，被催眠者表现出某些现象，真的代表他进入了某种催眠深度吗？而反过来，没有这些表现，就代表他没有进入这样的深度吗？有没有可能是因为被催眠者虽然进入同样的深度却不愿意（或是不能）对暗示做出回应？其中的症结是由于催眠者的暗示，还是被催眠者自身的其他问题？诸多疑议，让催眠深度的划分一直没有公认的标准。

由于存在这些问题，临床上大多不会刻意，也没有必要强调个案进入的催眠深度。强调催眠深度大多是基于学术研究或是舞台表演的需要。但是对临床催眠来说，大多数的治疗在轻度到中度催眠状态下进行即可，太过深沉的催眠状态反而容易使个案遗忘整个过程，导致效果不彰。如果进入到中度或轻度催眠状态就可以进行症状改变或催眠分析的工作，就没有必要让个案进入深度催眠，刻意强调深度催眠反而会混淆治疗的目的。

第二章

催眠魔法师
艾瑞克森的故事

第一节　艾瑞克森的早年生涯

大师的诞生

听到艾瑞克森这个名字，很多人直觉就想到提出人格发展阶段论的爱利克·埃里克森（Erik Homburger Erikson）？不过我们在此要介绍的，是当代的心理治疗大师米尔顿·艾瑞克森。米尔顿·艾瑞克森在国内的知名度虽不及爱利克·埃里克森，但是他对心理治疗的独特见解，及其所发展出来的催眠治疗模式，在心理治疗界具有相当广泛的影响力。

艾瑞克森数十年的专业生涯直接或间接地启发了许多当代的治疗学派，例如：策略治疗、焦点解决治疗、神经语言程序学、叙事治疗等。即使在过世超过三十年的今天，他对心理治疗界的影响力仍有增无减。1980年艾瑞克森的家人与弟子为了纪念他，在美国成立了米尔顿·艾瑞克森基金会，致力于整理、传承、推广他的心理治疗观点与催眠治疗模式。迄今，全球已有一百多个艾瑞克森中心，经常举办工作坊，提供有兴趣者学习艾瑞克森取向的临床应用方法，另外，也已有超过一百本的著作，直接或间接地介绍艾瑞克森取向治疗。在艾瑞克森过世的1980年底，基金会也首度举办了艾瑞克森取向催眠及心理治疗国际研讨会，当时有两千余位来自二十个国家和地区、各种治疗学派、各种专业训练背景的助人工作者与会，为心理治疗界开创了一个前所未见的对话平台，也奠立了五年一度的"心理治疗的演化国际研讨会"（the Evolution of Psychotherapy Conference）的基础。

艾瑞克森于1901年12月5日诞生于美国内华达州一个小镇的矿工家庭，排行老二。为了生计，1904年艾氏家族坐着篷车从内华达州迁徙到威斯康星州，父亲转业务农，先后做过牧牛人和农夫。艾家原本有十一个孩子，最后只剩下二男七女存活。艾瑞克森从小在威斯康星州接受基础教育，他天生有红绿色盲，又是个无法分辨音乐节拍的音痴，小学时还出现某种程度的阅读和学习障碍，但是这些障碍没有阻碍他发展，反而为他的生命添加了许多传奇，并且成为治疗生涯里强而有力的资源。

童年的启蒙

艾瑞克森自幼就对事物充满好奇心，喜欢深入研究问题并加以解决。治疗中发展的"善用"原则可以追溯到他的早年经验。他出生时家境贫困，手边的任何东西都必须善加利用才能维生，或许是受到幼年生活俭约的影响，艾瑞克森在从事治疗时，往往会善用最少的资源，以最简单的方式，来帮助个案突破困境。他的治疗是以个案为导向，而非以症状为导向。所以，面对两个有相似困扰的个案，艾瑞克森会因他们不同的人格与生命经验，而使用完全不同的治疗方式。这也是艾瑞克森能够留下许多脍炙人口的治疗故事的原因之一。

艾瑞克森的治疗带有的丰富性与多样性，来自他天生独特的知觉特点。他的学习障碍与色盲给他的亲身体验，让他了解每一个人看待世界的观点是不同的。他面对自身的缺陷没有怨天尤人，反而充分享受这些缺陷带给他的乐趣，例如：他的色盲使他只能对紫色有最强的感觉，因此，他身边到处都是紫色的事物，甚至他早期的一些著作封面也是紫色的。

艾瑞克森在回忆过去的学习经验时，曾经提到他一直到六岁才发现"3"和"M"这两个符号长得不一样。这个发现不是立即的，而是如同他所说：就像是突然灵光乍现。他发现M是用四脚站立低头吃草的马，而3则是仰头举起前脚的马，这种体验让他知道"一些出人意料之外的方式往往能打破旧有的窠臼和僵局"。

由于先天的缺陷，他更加好奇他可以从自身的困境和障碍中学习到什么。也因此，在治疗时他不断提醒自己必须"加入"

个案的知觉世界，而不是顽固地要求他"回到真实世界"。

好奇的年轻阶段

艾瑞克森年轻时很热衷于探讨"什么力量让问题一直存在"，并且好奇"如何利用这些力量来解决问题"，他的观察力和好奇心，伴随着他一辈子对人类行为的研究与临床工作。他在十岁的时候，还尝试研究与测试祖父种植马铃薯方法的有效性；十四岁时，艾瑞克森在《威斯康星农民刊物》上发表了他的第一篇文章，题目是：《为何年轻人要离开农场？》（*Why Young People Leave The Farm?*）数年后这篇文章又被重新刊登，对艾瑞克森当时的观点依然非常支持，也显露出艾瑞克森终其一生热爱以写作发表个人心得的兴趣。

十七岁那年，艾瑞克森染上小儿麻痹症，当时他只剩下听力、视力和移动眼球的能力，说话也变得非常困难，然而他却展现出惊人的意志力。在病情最严重的一天，他无意间听到医生告诉他母亲，他可能活不过今晚。医生显然低估了他的求生意志。

艾瑞克森下决心要能够看到当晚的落日，遂要求母亲调整梳妆台的位置，希望能利用梳妆台的镜子从窗户看到落日。有趣的是，艾瑞克森是如此地期望能够看到落日，以至于在后来回溯这件事的时候，他认为自己当时其实已经进入自动催眠状态，因为隔着大树和篱笆，他竟然还是看到了落日，之后他陷入昏迷达三天之久。以当时的医疗水平而言，人们对于小儿麻痹症的治疗与复健所知有限，不难想象对艾瑞克森来说，他的存活与复原是多大的一个挑战，甚至是一个奇迹。

不仅病魔带给他苦难，漫长的复健更是严酷地考验着艾瑞克森的意志力，然而对他而言，这反而因祸得福，因为这过程让他有机会深入观察每一个人的行为和肢体语言，这也成为他日后从事治疗的一大本钱。当时为了让瘫痪的艾瑞克森方便如厕，房间的中央放了张摇椅，有天当他坐在那里时，对于四周的环境有些倦怠，希望能够将椅子移到窗户旁边，以便看到窗外的农场。那张摇椅开始慢慢地摇动了起来，艾瑞克森注意到这个现象，得出了一个结论：他的意志一定有转变成微小的肌肉神经冲动，也就是他瘫痪的身体是有机会能够移动的！喜好做实验的艾瑞克森立刻将原先设下的目标——移动那些不可能动的部位，转变成扩展能够动（虽然只是最小的移动）的部位。这如同他日后从事心理治疗的概念：治疗的重点是聚焦在正向的能力上并且扩充改变，潜意识所造成椅子细微的移动，成为日后艾瑞克森所认为的"潜意识过程导致行为上的改变"的一个实例。

艾瑞克森针对特定肌肉的运动拟定了非常详尽的复健计划。例如：当他想要锻炼手的时候，他会努力地回想各种他曾经抓过的东西，来训练手掌的开合。他会看着手部任何细微的抽搐或是小动作，然后逐渐扩大这些小小的成功。他从中学习到，即使只是意念到动作，都可能产生自动的生理反应。在接下来的十一个月里，艾瑞克森不断地尝试细小的运动，再将这些细小的运动扩展到全身，再从这些由记忆所引导出来的意念运动（ideomotor）重新学习到如何真正控制自己的肌肉，这个发现后来也扩展成为他在催眠治疗上广为使用的技巧之一。

在进行复健的这段时间里，艾瑞克森的最大收获是学习到观察与专注细节的能力。借由观察幺妹从宝宝爬行、摇晃地站立、再到行走，这些不同阶段的变化，让他重新学习如何保持平衡和行走。他在这个学习过程中发现，借由走路来伸展自己会产生疲倦，而这个疲倦能够减轻他长期的疼痛，更重要的是，他发现借由想象自己在走路、觉得疲倦和放松，一样能够减轻痛苦。

艾瑞克森于此时期的另一个收获，就是发展出从被忽略的线索进行推论的能力。例如：当他躺在床上时，光听从外面传来的声音，他就能听出是谁来了，从谷仓的关门声到走廊上的走路声，他都能准确地判断出来，甚至连对方的心情都能听得出来。这种对细微线索的注意力和应用，对于艾瑞克森日后从事心理治疗非常有帮助，他也不断地对学生强调：不能只注意到当事人整体的行为和言语，对于当事人的动作、言词、姿势、呼吸等任何小线索，都同样轻忽不得。

1920年，艾瑞克森进入威斯康星大学就读。这几年间，他变得较健康，终于能使用拐杖行走，但是仍有点不良于行。医生建议他多接触大自然，多锻炼体力，他便和一个朋友规划了一个长达十周的密西西比河独木舟之旅。虽然朋友临时爽约，艾瑞克森却毫不退缩地只身前行，并且只带了两周的食物、几本书和仅仅四元美金。旅行期间他有时替一些农夫工作，来赚取金钱或换取食物，有时则是利用烹饪技巧帮人煮饭来换取一餐。十周后，他独力完成这段长达一千两百英里的旅程，平安回家，那时他可以不用拐杖，双脚微跛地行走，口袋里甚至还有八元美金！这样的旅程对一个健康的人来说都算是一大考验，对像艾瑞克森这样行动不便的人来说，更是难以想象。这充分反映出一个人的精神力量能够驱使生理的耐力突破各种障碍，艾瑞克森总在治疗中鼓励个案突破困境，协助他们在困境中看到自身的正向资源，因为他自己便是在实际的生活中展现出了生命的韧性。

催眠的启蒙

大二那年，艾瑞克森了解到潜意识有能力以极具戏剧性或有效的方式来填补意识层面的不足。他曾提及小时候在梦里订正算术题的经验，决定在睡眠中帮学校报纸写一篇评论。他的计划是，在傍晚阅读，晚上十点半就寝，并将闹钟设定在凌晨一点，然后当闹钟响的时候，他就起床打他的评论，把打字机放在打好的文件上，再去睡觉。隔天醒来，他非常讶异压在打字机下的文件，他并不记得所打的任何内容，在没有看过的情形下保留了副本，并把正本交给编辑。那周结束时，他共完成了三篇评论，每天他都试图从学校报纸上找出他所写的内容，却徒劳无功。最后，他找出文件的副本比对，发现三篇文章都被刊登出来，而有趣的是，他对自己所写的内容毫无印象。

这次写评论的经验对艾瑞克森相当具有启发性，他说道："在我脑袋里所拥有的东西远超过我所知道的"，这也让艾瑞克森开始对"解离"（dissociation）现象有了更清楚的了解。同时，艾瑞克森也借由室友对他行为的描述，确认他曾在睡眠中行走和打字。但是，直到大三那年他参加了赫尔（Clark Hull）的工作坊，才开始对这次如同梦游和自动催眠的现象有了更完整的认识。

艾瑞克森首次与催眠相遇是在十二岁的时候，他的朋友拿到一本介绍催眠的小册子，想要试着催眠艾瑞克森，但是艾瑞克森婉拒了，并且告诉他宁愿等到自己长大，对催眠有所了解之后，才有可能尝试。没想到他最后真的走上催眠这条路。大二期末时，艾瑞克森看了赫尔的催眠示范，并说服其中一位现场受催眠者跟他做更深入的尝试，然后，艾瑞克森把他从第一位当事人身上所学到的技术应用在第二位当事人身上，一个接一个，他将随之而来的暑假空余时间拿来练习催眠，并且操作不同的技巧来试验当事人不同的反应。艾瑞克森在进行这些练习的时候，非常有系统和条理地将过程及反应记录下来，并将这些成果在赫尔的工作坊中报告出来。一年后，他已经催眠了上百名学生，并且完成许多试验。他甚至还在州立医院、大学医学院以及威斯康星大学心理系进行催眠示范。

在赫尔的工作坊中，艾瑞克森展现了他的人格特质以及研究风格。他积极进取的实验精神和小心谨慎的观察，让他以大二学生的身份得以和研究生，甚至是像赫尔这样的专家在同一个领域并肩钻研。有趣的是，这些人对催眠现象和过程的看法却与艾瑞克森有着天壤之别。赫尔认为"催眠施术者"在引导催眠中占有决定性的地位，更甚于当事人的内在过程，在他的概念中，当事人不过是个头脑空白，等待暗示的被动接受者。

赫尔后来发展出标准化的催眠技巧，甚至尝试使用标准化的催眠引导录音来对不同的当事人引导出催眠状态。

但是年仅二十二岁，身为大二学生的艾瑞克森却根据他临床工作的经验和从当事人身上所得到的反馈，认为当事人并不是被动的接受者，而是一个积极的参与者。他也将"催眠是催眠师施加催眠给当事人"的这种想法转变成"催眠是在合作关系下，催眠师和当事人一起引导出来的"。虽然双方对于催眠的理念不尽相同，但是艾瑞克森在这个工作坊中获益颇多，更从中学习到对催眠现象不同观点的诠释。

医学院阶段

艾瑞克森八岁时，就立志要成为悬壶济世的医生。有一次他因牙疼去看家庭医生，牙医不仅拔掉牙齿纾解了他的疼痛，还给了他一个钱币，这个经验让他印象深刻，并促成他将来一步步走向行医助人之途。成为医学预科生之后，在教授的推荐下，艾瑞克森替州司法矫治委员会对受刑人以及孤儿进行心理评估工作。在进入医学院之后，他再度展现出他与众不同且足智多谋的一面。艾瑞克森曾提到他在医学院的第一年：

进入医学院的第一年，我希望能够在医学院当个全职学生，但是有很大困难：我没有工作。所以我跑到州司法矫治委员会（the State Board of Control）。从九月开始，我每周把一到两个犯罪统计报告放在委员会主席桌上。主席也希望能够更有效地运用经费，以便有更新的进展。然而，到了十一月的第一个星期一，主席桌上却一篇报告也没有。主席非常愤怒，他叫我立刻打给他。他质问我为何领了钱却交白卷？为什么我没有交出报告？我告诉他：我并没有支领半点薪水来做事。于是他就说：好！假如是这样的话，那你现在就会被加到支薪名单中！这样就确定了我的工作。每个假日或假期，也会有加班费，若委员会需要特别评估的时候，还有特别津贴，所以我非常投入。如果我记得没错，有一次圣诞假期，为了完成评估，我还领到高达一天十元的津贴。这样我就可以储蓄足够的金钱，医学院的第一年我就存到了75元，我骑着脚踏车沿着麦迪逊（威斯康星州首府）寻找机会。我看到一间房子出租，一个月七十元。于是我找到房东，付钱，租下了那栋房子，然后再放上一个牌子："专租学生"。我先向学校申请缓交注册费。

我说服一些二手仓储公司。这样我就有家具来装潢，更让我把所有的房间都租出去了。这些费用足以让我缴付医学院的相关学费。除此之外，我在州司法矫治委员会也有另外的薪水。我真的拥有一段相当美好的时光。

这样有创意的方式不仅出现在艾瑞克森的生活经历中，他在治疗时，也常利用一些别出心裁的方式帮助当事人突破困境。

艾瑞克森进入医学院的时候并未完成学士学位，他延后取得学士学位，因为他宁愿让他的论文有趣而不是虚应故事。当他完成论文《关于智能、意志薄弱与犯罪的关系》后，口试委员决定让他选择是否要直接将学士与硕士论文合并，同时，他也参加了心理学研究所的课程，最后在1928年同时取得心理学硕士与医学博士学位。

第二节 璀璨的专业生涯

成家与研究阶段

1925年，二十三岁的艾瑞克森与赫顿（Helen Hutton）结婚，在长达十年的婚姻里，两人共育有三名子女。两人于1935年离异，婚姻结束的原因少有文献描述。艾瑞克森的学生曾经稍微提到这段婚姻结束的原因，应该是艾瑞克森重新衡量两人之间的关系后，决定结束痛苦。虽然艾瑞克森曾努力想缩小双方的分歧，但两人之间的鸿沟却日益扩大。这也类似艾瑞克森在治疗时的一个理念：当事人并不一定要在一时之间解决生命的困境，而可以在过程中循序渐进地处理问题。治疗师的任务也不是要解决所有现在和未来的难题，而是帮助当事人通过发展中的阻碍，最后当事人能够在自己的一致中圆融地调和困境。

从艾瑞克森的研究中，不难看出他极佳的观察力和推理能力。当年催眠并不被学术界认可，反而被视为是巫术与黑魔法的近亲，唯有借助实证性研究的观察才能够破除这些迷思与误解，进一步让催眠成为有用的治疗工具。催眠真面目的还原，艾瑞克森可说是功不可没。

除了做研究之外，艾瑞克森还不断地在临床工作上提升自己的观察力，有时他会在完成有关妄想和幻觉项目的心理评估时，刻意不去追问当事人的社交史，就写下他根据观察所推论出来的描述，再从社工处取得当事人的资料做比对。有时甚至颠倒整个过程，先写下详细的社交史，然后完成评估，最后再和实际评估结果比对。经由这样的方式，他不断地用这两种信息来磨炼自己的能力，并且增进他对当事人过去生活史与症状之间关联的了解。

在密歇根州的时期（1934—1948年），是艾瑞克森个人改变的一个重要阶段。他结束了和海伦的婚姻，却在这里遇到了摩尔（Elizabeth Moore）。艾瑞克森带着前次婚姻的子女在1936年6月18日与她结为连理。这期间的事虽少有文献描述，但是不难推论艾瑞克森应该是个尽责的父亲，因为过往很少有监护权是判给父亲的。1938年，艾瑞克森和伊丽莎白的第一个女儿贝蒂·艾莉丝（Betty Alice）出生，日后他们又陆续生下四个孩子。当小女儿出生时，艾瑞克森最大的儿子都已经二十二岁了。套句艾瑞克森夫人说的话："在过去的三十年间，家中至少都会有一个青少年，从不间断。"

当艾瑞克森接近四十岁时，他的专业生涯日趋精进。1939

年时，他成为韦恩郡立医院的精神医学研究与训练督导，同年也被认可成为精神科医师，也担任韦恩大学医学院的教职，从讲师开始，很快就升到副教授。因为他也在社会服务系任教，所以韦恩大学聘请他担任研究所的全职教授。密歇根州立学院则聘请他兼任临床心理学教授。在1940—1955年间，他获邀担任《神经系统疾病》期刊的编辑。

在第二次世界大战期间，艾瑞克森自愿参加征兵委员会，这也让他有机会对大战贡献心力。同时他得以让医学生和临床心理学的学生有机会实习，实际接触真正的当事人。典型的艾氏风格下，艾瑞克森从这样特别的经历中得到一些与众不同的体验。他把其中的一些特殊情形写下来，并且把它寄给《底特律时报》发表。报纸刊出这些小故事，并且注明来自"威斯康星的艾氏"，有些甚至还被读者文摘重新刊载。

1938年，艾瑞克森遇到正在研究巴厘岛神庙舞者催眠状态的人类学者米德（Margaret Mead），当时米德需要精通催眠的人来协助提供关于催眠的资料，所以找上了艾瑞克森。艾瑞克森夫妇参与了这个研究，并对米德的研究计划提供了相当多的协助。他们同时观察巴厘岛舞者自动催眠状态的影片。当然，有些舞者并非真正进入催眠状态，艾瑞克森的工作就是要分辨出哪些舞者才是真正进入催眠状态。这个计划开启了米德和艾瑞克森的长期合作关系，也对艾瑞克森日后催眠治疗的研究发展有着极大的影响。

艾瑞克森的身体状况一直是他生命里一个重要的影响因素。他自己用来对抗小儿麻痹症造成的身体不适的经验，也成为他用来了解疼痛管理的最佳途径。换言之，因为小儿麻痹症，他得以磨炼自己的观察技巧，并锻炼出不可思议的惊人意志力。

1947年，当时住在密歇根州的艾瑞克森，再次因身体生理病痛影响到他的生活和事业。一场脚踏车意外造成他的额头受伤，产生一条满是脏污的伤口。即使已知他对抗破伤风毒素疫苗过敏，几乎所有的医嘱都还是认为冒着对药物过敏的风险服药是比较好的选择。经过数天的深思之后，艾瑞克森仍选择服下药物，一周后，他陷入需要重复施打肾上腺素急救的过敏性休克中。接下来的十五个月中，他经常因过敏发作而饱受关节和肌肉疼痛之苦，长期的花粉过敏症宿疾恶化，有时还必须送医治疗。这场灾难大大改变了艾瑞克森的生活，促使他在1948年7月移居亚利桑那州菲尼克斯。经过一个暑假的疗养之后，艾瑞克森换到亚利桑那州立医院任职，后来因为小儿麻痹症后遗症常使艾瑞克森出现晕眩、失去方向感、剧烈疼痛等问题，这些症状迫使他不得不辞去医院的职务，成为私人开业医生。

开业——橡树街的房子

有几个原因让艾瑞克森相当与众不同地选择在自己家中开业：当他间歇性地疼痛发作，必须进行自我催眠时，比较隐密与方便；在他症状恶化的时候，太太能够随时帮助他减轻痛苦；艾瑞克森能够有更多的时间来陪伴家人。

初期（1949—1970年）的开业地点位于菲尼克斯的橡树街32号（现已不存在），亦即现在的菲尼克斯市区。这里位于住宅区的隔壁，离大街颇近。从1970年起到艾瑞克森1980年过世的十年间，他们全家搬到海沃德街，希望对艾瑞克森的病情有所助益。

艾瑞克森在橡树街的办公室非常不起眼，房子的后方有个不到十英尺见方的小房间，里面放着三张椅子、一张桌子和一个书柜。海沃德街的办公室也是非常朴素，对于那些从世界各地前来寻求启发的"朝圣者"而言，办公室里面的陈设可谓非常简陋。

因为艾瑞克森的办公室就在家里，这也提供了一个特别的"家族治疗"机会。艾瑞克森的家族成员常会参与当事人的治疗。在橡树街的住宅里，家庭成员的房间有时还要顺便充当候诊室。学生、当事人和同事参杂在小孩、宠物和亲友间，这样的居家方式也可看出艾瑞克森对他的家庭感到自豪。更重要的，家庭与当事人的结合，对那些来接受协助的当事人而言，是种积极正向的尊重。

艾家大大小小都像艾瑞克森一样充满对人的兴趣与关怀，例如：他的女儿经常为病人做三明治。甚至有位病人出院后被艾家"收容"，艾瑞克森夫人还帮他挑了一只狗，寄养在艾家，让病人每天来艾家照顾这只狗。也有很多个案，甚至是艾瑞克森的学生在他家中打杂来支付费用。这种"家族治疗"的方式不仅充分利用到艾瑞克森自家的子女，也让个案有机会学习到正常家庭的成员互动。从这点，可以看到艾瑞克森的"善用"原则和他诚心诚意想要帮助病人改善症状的努力。

在艾瑞克森取向催眠与心理治疗国际研讨会中，他的子女常提到过去的一些趣事。某个儿子忆及自己有一次坚持自己已经长大了，有责任去倒垃圾，但却连续两天都忘记倒，于是艾瑞克森就在半夜把他叫醒，一面不断对儿子道歉，一面提到好的父母应该在睡前提醒小孩把垃圾拿出去倒，自己若要当一个好父亲，就要提醒子女尽该尽的责任。从此之后，孩子再也没有忘记倒垃圾的问题了。由此可看出艾瑞克森在贯彻自己的原则时，所采取的一些有趣的变通手腕。

　　从1949到1950年初，艾瑞克森开始四处开办催眠工作坊与研讨会，他也同时在菲尼克斯学院与亚利桑那州立大学兼课。1953年，艾瑞克森非常罕见地第二次遭受到小儿麻痹症的侵袭。这次染病对艾瑞克森来说，最大的影响就是日后终生为疼痛所苦。他右手臂、背部、腰部、腹部和双脚的肌肉受损，然而借由他过去生病的经验，他帮助自己复原。他也根据过去的经验来训练受伤的肌肉弥补功能上的障碍，同时，多年的自我催眠也让他能够由潜意识进行疼痛管理，以便得到适度的放松。他长期疼痛的程度戏剧性地随年龄增加，肌肉痉挛常常来得突然且猛烈，以至于肌肉仿佛被撕裂一般。虽然遭逢病魔无情的打击，但是艾瑞克森依然没有被击败，他通过自身的经验来了解催眠止痛的重要性和其执行方法，并且将这些经历和心得发表出来，造福疼痛患者。他还让病人深刻体会到生命的坚韧，让自己成为病人重新面对生命打击的最佳典范。

　　艾瑞克森常用一些简单的方式来补偿自身的不便，他在橡树街的办公室没有安装电话，这样他就不用每天起来去接电话。他也会做一些简单的工作，如削马铃薯皮，这样他就可以尽可能地保持身体的机能，使身体不至于恶化。1956年，他还曾体力恢复到能够借着两支拐杖的协助去爬山。可惜好景不长，在健康持续恶化之下，艾瑞克森从1967年起就必须仰赖轮椅行动。晚年他更饱受慢性疼痛之苦，呼吸只能借助半边横膈膜和一些肋骨旁的肌肉，他的视觉有双重影像、听力不佳。因为无法长时间戴假牙，所以必须重新学习如何发出清楚的字音。这些身体上的不适对乐观的艾瑞克森而言，不但没有击垮他，反而更加激发他的斗志。

纵使小儿麻痹症带给艾瑞克森极大的痛苦，但却没有阻碍他在专业上的成长。1950年代中期反而是艾瑞克森在心理治疗专业领域影响力渐增的重要时期。他开始在美国各地借由工作坊来指导心理学家、精神科医师和牙医催眠的应用。在这段面对病痛的时期，艾瑞克森夫人确实是他事业上不可或缺的重要伙伴。她也常常实际参与工作，特别是示范被催眠的状态。当艾瑞克森感到疼痛的时候，艾瑞克森夫人则来协助减轻他的痛苦。艾瑞克森后来创立《美国临床催眠期刊》并担任编辑的十年期间，艾瑞克森夫人更是从旁协助且担任校对工作。面对来自世界各地的访客，艾瑞克森夫人以女主人的身份亲切招待；当艾瑞克森出外讲学时，艾瑞克森夫人则一肩担起照顾子女的责任。在艾瑞克森逝世之后，艾瑞克森夫人依然维系住艾瑞克森学派的传承，同时在艾瑞克森基金会中担任董事，艾瑞克森夫人逝世于2008年12月26日。

大师典范

1957年，美国临床催眠学会成立，艾瑞克森担任了两年的理事长。他同时也创办了《美国临床催眠期刊》，担任首任编辑长达十年（1958—1968年）。这两件事象征着催眠从过去被视为黑魔术、旁门左道、舞台表演，到终于被学术界认可接受，成为学术研究领域的一部分。这条漫漫长途中，艾瑞克森投注在研究催眠现象的努力可说是居功甚伟。

从1950年代末起，艾瑞克森就经常性地环游世界发表文献、举办催眠工作坊与研讨会。他所示范的深层催眠现象更是其中最引人注目的地方。他在催眠示范中所使用的手势技巧可称得上空前绝后，一直令人津津乐道。到了1960年，艾瑞克森已经发表了超过90篇文章和两本书。由于他的成就，许多人都邀请艾瑞克森对他们的想法提供意见。追随着家族治疗先驱的脚步，罗西（Ernest Rossi）于1972年在一位个案的鼓动之下，从南加州前来菲尼克斯向艾瑞克森学习。自此开启了一段长期的师生关系，直到艾瑞克森过世。他们两人合著了多本专著，阐述艾瑞克森的理念与技巧。其间，陆续有许多知名的治疗专家前来向艾瑞克森学习，包括：瓦兹拉威克（Paul Watzlawick）、萨德（Jeffrey Zeig）、班德勒（Richard Bandler）等人，艾瑞克森取向的影响逐渐扩及整个心理治疗界。

从1972年搬到海沃德街开始，艾瑞克森几乎已不再从事临床治疗。相信他本人也从未料到，自己会从研究者、临床工作者转变为心灵导师。大约从1975年开始到1980年艾瑞克森过世为止，来自世界各地的学习者源源不绝地来到位于菲尼克斯的艾瑞克森家中，参与他所开设的工作坊。他的行程表总是满档，其中一个工作坊的纪录后来辑录成《跟大师学催眠：艾瑞克森治疗实录》。

虽然艾瑞克森在1967年起就必须借助轮椅行动，但是他仍然没有停止临床治疗、写作，甚至仍继续开办工作坊和演讲。他在心理治疗界所产生的影响既深且广。他除了开创了自己别树一帜的治疗取向外，在深受精神分析与行为治疗影响的当时，他也开创了一个以当事人需求和资源为导向的治疗方式。有别于传统学派的是，他以特殊的技巧来帮助治疗师看到当事人的潜意识资源，并学习如何驱动这些资源。他同时也是位催眠、观察、评估、善加利用和制造震撼的大师。他的成就更让其他专业人士激荡出许多不同的火花。

艾瑞克森在1977年荣获国际催眠学会颁发的第一面金质奖章。《美国临床催眠期刊》为了庆祝他七十五岁生日，也特别发行专刊纪念。艾瑞克森本人是八个专业学会的成员，更是英国、日本、阿根廷、西班牙和委内瑞拉等国专业学会的荣誉成员。终其一身，他共发表了一百余篇文章和多部书籍，和他有关的文章和书籍更是不计其数。

不幸的是，他在1980年3月25日逝世，享年七十八岁。过世之前，他仍然非常积极地从事教学工作，同时也正着手规划当年12月举办的第一届"艾瑞克森取向催眠与心理治疗研讨会"，他面对死亡仍然充满乐观，他生前曾说过："我们一出生就面对死亡，只是我们其中有些人的脚步较快。何不乐在其中、好好活着，因为你可能一醒来，就发现自己已经死了。你永远无法预料它将何时发生。但总有人会为此担忧。在死亡降临前，认真过活，享受生命。"虽然他过世了，但研讨会仍如期举办且结果十分丰硕，共有两千多位专业人士与会。自此，"艾瑞克森取向催眠与心理治疗研讨会"再度在1983、1986、1992、1999、2001和2004年举办，且会继续举办下去。1979年，艾瑞克森基金会正式在亚利桑那州菲尼克斯成立，除了表彰艾瑞克森对心理治疗与催眠的贡献外，这也是国际间关于艾瑞克森取向相关资源交流的主要基地。迄今，世界各地已有超过100个艾瑞克森中心，台湾目前也已经成立了"华人艾瑞克森催眠治疗学会"，并且在台北、高雄设立艾瑞克森中心，作为台湾地区的推广基地。每隔五年，艾瑞克森基金会均会举办一个国际性的心理治疗研讨会，邀请当代心理治疗界各学派的大师与会，以演讲、工作坊、示范、督导与对话等各种形式，提供跨国际、跨学派、跨专业的交流平台。目前这个"心理治疗的演化国际研讨会"已成为世界上规模最大和最多大师级重量人物聚集的心理治疗专业研讨会。从1985年迄今已举办过多届，相信这样的精神传承，是艾瑞克森所乐意见到的。

艾瑞克森作为一个农家子弟，生于困苦，长于病痛，却从未因天生的缺陷而自我设限，反而越挫越勇，逆向思考，化障碍为优势，终成为一代宗师。在他七十八年的人生中留下一百四十多篇论文、四百多个案例、许多教学示范的影音资料以及遍及世界各地的弟子。他在心理治疗上所展现的丰富性、创造性与多样性，前无古人，堪称是"心理治疗界的魔法师"。

第三章

艾瑞克森取向催眠治疗的特征

第一节 艾瑞克森的治疗观

提到心理治疗时，很多人脑中浮现的景象可能是一位病人躺在躺椅上，后面坐着心理治疗师，病人述说着自己的烦恼，而治疗师则是边听边记，边对病人提出解析；或者浮现的是病人坐在椅子上述说着自己的烦恼，治疗师则是坐在病人的斜对面，一边点头，一边回答着："嗯哼，听起来你很烦恼……"或许我们曾听过、见过、学过的心理治疗都是如此，但是艾瑞克森却很另类。

在很多人的眼中，艾瑞克森既是一位深不可测、拥有魔法的权威治疗师，也是一位具有草根性、让家人与个案互动的庶民治疗师。正因为他的治疗方式千变万化，难以言传，加上惯用间接手法，所以艾瑞克森很少以文字清晰明确地定义、阐述他的心理治疗概念。因此，笔者参考艾瑞克森弟子与同僚记录、分析艾瑞克森教学、治疗的案例，试着勾勒出艾瑞克森取向催眠治疗的样貌。

正常或异常

艾瑞克森认为人天生是不完美的，而"不完美"是正常的、可被接受的特质，他全然地接纳、拥抱这样的特质，甚至鼓励治疗师善用个案所呈现出的，独特且怪异的特质。因此，对艾瑞克森而言，"异常"是相对的，而非绝对的。在甲情境中被视为"异常"的行为，在乙情境中可能被视为"正常"。艾瑞克森认为每个人都需面对的基本问题是：如何充分地善用及享受生命，并且让身边的人也能如此。因此，正常与异常的区别在于：异常行为无法为个人提供有用及有意义的目标、与个人性格冲突、或干扰个人达成合理目标的能力。很明显的，艾瑞克森关注行为对个人的用处。

心理治疗或催眠治疗

由于艾瑞克森善于将催眠语言不着痕迹地融入治疗中，透过多层次的沟通，回避意识的自我设限，激发个案深藏的能力，改变其惯性的思考与行为模式，让个案能善用己身的资源，达到最好的治疗效果。因此，艾瑞克森取向的心理治疗被冠以"催眠治疗"之称。简言之，艾瑞克森之于催眠治疗，正如弗洛伊德之于精神分析。两者皆为心理治疗界影响深远的治疗取向，而艾瑞克森特别对当代的心理治疗发展有极大的贡献，后现代的几个治疗取向，像是叙事治疗、焦点解决（Solution-Focused Bridf Therapy，SFBT）等，都明显受到艾瑞克森的影响。

不过，艾瑞克森虽然以催眠著称，但是他在进行心理治疗时，并不一定每次都使用催眠，他所用的心理治疗技巧千变万化，也不只局限于催眠技术。根据其弟子萨德所述，艾瑞克森在心理治疗中正式使用催眠的比例大约只有30%，若将艾瑞克森与催眠画上等号，实在是低估了艾瑞克森在心理治疗上的功力，以及他对心理治疗界的贡献。

本章虽以艾瑞克森取向催眠治疗为标题，内容仍着重呈现艾瑞克森在心理治疗上的博大精深，希望读者在阅读本章对艾瑞克森取向催眠治疗的特征、治疗阶段、催眠过程的初步介绍之后，能对所谓的"艾瑞克森取向催眠治疗"有更全面的认识。

在艾瑞克森的年代，心理治疗的主流仍然是以弗洛伊德所建构的精神分析取向为主，精神分析认为人的性格大多是在童年时期所形成，一些非理性的欲望因为不被意识层面所接受，而压抑到潜意识，这样的冲突常会导致心理问题的出现。

艾瑞克森并不认同精神分析的概念和人格理论，他认为潜意识是人的宝贵资源，治疗师应善加利用，治疗的进行须因人而异，且是互动性的。治疗师的任务，是引导及观察个案，个案的工作则是决定是否、如何及何时对治疗师的沟通有反应。他的治疗模式强调，每个人都是独立的个体。因此策略的目的，在创造个案个别的经验，治疗的有效性，在于治疗师如何将治疗策略运用在特别的个案身上，且必须针对每个不同的个案作处置，而不仅是基于人格理论或心理治疗理论作出推想。

精神分析认为人们会将不能满足的欲望压抑到潜意识，因此需要透过自由联想等技巧将潜意识的压抑释放出来。但是艾瑞克森对潜意识则持着正面的观点，他假设潜意识过程可以经由理性、自发、创造的方式去操作，而个体可经由储存在潜意识中的资源去转换他的经验，艾瑞克森式的沟通是：接受并运用个案的现实；同步并引导个案的行为；视"抗拒"为治疗师缺少和个案间的同步。

他认为治疗就是透过治疗师和个案间的沟通，去连结个案的潜意识，找到潜意识的资源来帮助个案打破过去僵化的行为或思考模式。

艾瑞克森本人并没有将他的治疗方式建立一套理论，然而艾瑞克森学派的支持者针对艾瑞克森的疗法归纳出几点特征：每个人都是独特的；催眠是一种沟通想法的经验过程；每个人都有具生产力的资源；催眠使资源成为可能；催眠是自然的；

艾瑞克森取向比较像目标校正导向，而不像错误校正导向；每个人的独特性都可以展现在许多层次上（深层自我、潜意识、意识和意识的内容）；潜意识的过程是有生产力、自发的。

对催眠的观点

看过金庸武侠小说《笑傲江湖》的人，想必会折服于令狐冲使用的独孤九剑，独孤九剑的最大特色就是无招胜有招，根据对方的招数来对应出招。艾瑞克森也是如此，他强调要以各种不拘形式的催眠方式来配合每个个案。除了传统的催眠技巧之外，他也通过非正式或间接的方式来引导个案进入催眠状态。他认为催眠不见得是要有固定的形式或"仪式"，艾瑞克森强调的是"善用"（因势利导）取向，在催眠治疗关系中强调的是治疗师和个案间的互动。所以，双方都被赋予努力合作的责任，对治疗师而言，他的工作是引导与督导个案，而个案的工作则是决定是否回应、以何种方式回应及何时回应治疗师的沟通。

"善用"这个概念在艾瑞克森的治疗中被广为应用，其精神就是"因势利导""善加利用事物的本质或发展的趋势加以引导，使达成目标"。艾瑞克森认为每个人都是独一无二的，所以治疗策略的运用也必须让个案能够产生属于他自己的切身经验。一个良好且有效能的治疗师，必定掌握了如何将信手拈来的策略使用在特定个案身上的技巧。这个取向进一步假设，潜意识过程可以经由不同的形式来转换人们储存于潜意识中的资源，进而改变他们的经验。所以催眠治疗的目的就是让个案把意识中所有的限制放置于一旁，并且让当事人在催眠中转换到另外一种背景中，探索和善用潜意识的资源，以达到创造改变的治疗效果。

艾瑞克森会用一些原则来引发这样的潜意识过程：接纳并善用个案的现实；同步并引导个案的行为；将"抗拒"解释为缺乏同步。

所谓接纳的意思是："你现在所做的任何一件事，都是我希望你做的"，这当中不带有治疗师的批判和指示，而是一种彼此的接纳和共鸣。

"善用"原则代表治疗师告诉个案："你现在所做的将允许你可以去做某事，现在所发生的是未来改变的基础。"所以，这样的运用过程是一种沟通，让个案了解他所做的任何事都很棒，并且可以让它们来进一步引发其他朝向改变的过程。

在传统的催眠方式里，催眠师都是用自己的引导语来引导整个过程，被催眠者乍看之下是处于被动的状态，这也是为什么这样的方式给人催眠师很权威、很有力量的错误印象。这样的方式忽略了被催眠者自身的感受和状态，所以很容易失败或让被催眠者有被强迫的感觉。

然而，艾瑞克森对于治疗中的沟通所采取的原则是：所有的经验都是有效并且可以善加利用的，治疗师透过行为的同步来引导当事人达到预期的状态。即使当事人没有达到预期的状态，治疗师仍然以开放的态度接纳他，并不会因为所采取的治疗技巧没有达到预期效果，而感到失望。相反的，治疗师会调整自己，重新和个案同步，并建立一个持续反馈的互动循环，治疗师在其中密切地观察、接纳和运用个案持续的反应。这个反馈互动循环圈可以运用到不同的层次，也可以采取各种不同的方式，像是：呼吸、语调、用字遣词、语言反馈等。重点在于，要接纳个案所有呈现的内容，并且善加利用，这些都会转化成治疗师的策略。这时候任何个案所呈现的内容，都会变成你希望他们呈现的，治疗师的任务就是运用这个持续的经验产生沟通。当治疗师无法充分运用个案所呈现的内容时，个案会用间接和非语言的方式来回馈给你。对其他学派而言，这就是所谓的"治疗中的抗拒"，但是对艾瑞克森而言，这只是一个提醒你需要注意的信号，让你可以调整重新与个案步调一致。

透过善用原则，艾瑞克森引导个案进入催眠状态的原则是：让个案的注意力维持全神贯注；接受并发展潜意识的过程；同步及分化潜意识过程。

这当中首先要注意的，就是治疗师必须维持让个案朝向改变前进的正向过程，治疗师在过程中要保持对个案状态的觉察，因而能引导个案进入催眠状态。有效能的艾瑞克森取向治疗师会投入很大的心力，探索临床上的治疗，但是在实际与个案面对面接触时，他会透过自身的潜意识，来使用这些深思熟虑后的心血结晶。

对艾瑞克森来说，个案的症状现象其实就是一种催眠现象，这种催眠现象是一种古典的催眠现象，经过互动的结果，最后变成以症状的方式来呈现。因此治疗师要接纳症状，并且将它视为个案在催眠下的表达方式，原先这些被低估、厌恶的症状在治疗中转化成具有自我价值和弹性的解决方式。这就是善用原则的应用，艾瑞克森就是通过接纳和同步个案的过程来达到治疗的改变的。

对个案的观点

因为艾瑞克森视症状是一种催眠现象，因此艾瑞克森认为所有的个案都可以通过催眠治疗的方式来促成改变。他认为，除了生理特殊状况之外（例如：精神分裂症是因为脑内生化物质的影响），所有个案的症状都可以处理，重点在于治疗师如何运用个案的症状，找到让他达到催眠状态的过程，并运用这样的过程，找到可以介入的方式，让个案达到改变。

艾瑞克森认为只要个案有些微小的改变，就会有持续的改变产生，因此对于任何个案，重点在于治疗师能否找到个案可以运用的特点，而不在于个案有什么症状。所以，以艾瑞克森治疗取向的看法，没有任何个案是可治疗或不可治疗的情况，只在于个案哪些症状是可以善用的，以及治疗师能否将他的症状转化成可治疗的因子，并没有对于可治疗个案的限制。

对治疗师的观点

艾瑞克森认为治疗是一个重新学习的过程，这样的学习过程要产生有效的结果，只有在个案自身主动学习的情况下才会发生，治疗师只不过是刺激个案进入这样的主动状态。虽然治疗师不见得清楚明了这会是怎么样的主动，治疗师的任务在于加以判断如何引导，个案的任务是自己努力学习以新的方式来掌握和体验生命。

这样的重新学习过程，需要运用个案的生活经验、理解、记忆、态度和想法，而不是以治疗师的主观观点来看待。所以治疗师只是一个引导者，创造出一个情境，让个案能够从不同的角度去看待或体验旧问题。所以身为治疗师要能够了解和接纳自身的痛苦经验，从自身经验中看到不同的解决方式，成为治疗的导引。

因此，治疗师要做到的最重要一件事，就是让自己成为完整的人。所谓的完整就是：认同并处理不被接受的个人经验；成为不评价、真诚面对自己的人；让个案引发他们自己的经验。

简而言之，艾瑞克森认为要成为有效能的治疗师，需要注意以下几个原则。

第一，秉持实用主义，帮助个案通往开放之道，保持中庸，既不悲观也不过度乐观。

第二，创造环境，让改变成为可能，帮助个案得以让改变发生。

第三，以个案说话的方式说话。

第四，以本身经历的痛苦为师，艾瑞克森就是最好的例子。

第五，接受自己的限制，才能真正帮助个案。

第六，观察人类行为，让观察所得在每个特殊情境中引导你进行介入。

第七，勿过度膨胀和神化自己，治疗师只是引导者。

第八，不需提供个案答案，而是要提供更广阔的视野。

总之，艾瑞克森取向治疗师的任务就是：确认哪些是可以解决的问题、设定治疗目标、设计用来达成目标的介入方式、检核个案的回应以修正观点，以及最后检查治疗结果是否有效。艾瑞克森的学生之一，著名的策略家族治疗大师海利（Jay Haley）受到艾瑞克森的影响，定义所谓的策略治疗为"治疗师承担直接影响个案的责任"。我们可以这样看待艾瑞克森取向治疗：治疗师负责创造改变的机会，个案负责改变。

第二节　艾瑞克森取向催眠治疗的特征

艾瑞克森并没有整理出一套理论来解释他的治疗工作，但是他对催眠治疗的想法和观点却深深影响着每位艾瑞克森取向的治疗师。而每位艾瑞克森取向治疗师因人格特质与技巧有所不同，进行治疗的方式也有所差异，以下是蓝克顿（Stephen Lankton）归纳出的艾瑞克森取向催眠治疗的七个特征。

1. 正向且重视个别性

艾瑞克森曾经说过："我为每一个人发明一个新的理论与一套新的方法。（I invent a new theory and a new approach for each individual.）"对他而言，每位个案都是独一无二的，治疗策略当然要因人而异。他最喜欢两项治疗准则："说个案的语言（speak in the patient's language）"和"加入个案的行列（join the patient）"，认为"众人在属于个人的生命历程中，早已拥有解决问题的丰富资源"。因此，他强调要针对每位不同的个案拟定最适当的治疗方法和策略，他经常从正向的观点出发，善用个案的优点，促成个案的改变。

虽然很多人批评催眠治疗师主导性太强，但是就艾瑞克森的观点而言，传统催眠是"由外向内（outside-in）"，而艾瑞克森取向则是"由内向外（inside-out）"。也就是说，在传统催眠中催眠师是让个案以被动的方式接受暗示，而艾瑞克森取向则是配合个案在治疗中的进展，以间接的方式呈现暗示。这样的方式除了减少治疗师强加个人价值观在个案身上的风险之外，也更能符合个案的需求和个人问题。

艾瑞克森说过一段相当值得治疗师深思的话：

很多时候，心理治疗师试图要用他们医生级的语言来和个案相处，或是试图去解释自我、超我和本我，以及意识与潜意识，而个案根本搞不清楚你说的是玉米、马铃薯还是薯泥。因此，你要尝试用个案的语言。（Erickson, in Gordon & Meyers-Anderson，1981，p.49）

以下案例是艾瑞克森使用个案语言最为人知的例子，当时艾瑞克森治疗一位在州立医院的住院病人，他只会说"精神分裂患者用语（schizophrenese）"和"文字色拉（word salad）"（指一连串文字组合起来完全没有意义的语言）。

这个病人说英语，但是发出来的声音都是无意义的词组，像是："……一桶沙，一桶猪油，脂肪在火中，有个扁平轮胎……"他住院已经超过九年了，虽然他似乎试着要和其他人沟通，然而却没人能够了解他。他到医院时没有任何身份文件，没有找到任何个人史，而且没有受到任何的治疗。当艾瑞克森接下这位个案时，他找了一个速记员坐在个案旁的桌子边，暗中记下个案所说的内容。在誊写过后，艾瑞克森非常仔细地研究内容，但是在这当中仅能看到无意义的内容。因此，他决定也来说"文字色拉"，并且用个案自身的语言来沟通。他先向那个人自我介绍，当那个人用喃喃自语来回应时，艾瑞克森就用诚挚的语调回应一些文字色拉。一开始，个案有些怀疑，但是他很快地就开始用文字色拉对艾瑞克森滔滔不绝。他甚至会在文字色拉中间夹杂一些有意义的发声。一段时间之后，听得懂的对话比例逐渐增加。渐渐地，艾瑞克森获得了病人的相关个人史，提供治疗，并最后让这位个案出院（Gordon & Meyers-Anderson, 1981, pp.52-53; Rossi, 1980, Vol. 4, pp. 213-215）。

从以上案例可以看出，艾瑞克森投注在个案身上的心力，和他对于每位个案的尊重，是很多人误以为艾瑞克森用手段操纵个案时所没有注意到的方面。当然，以现实面考量，大多数的情况下，艾瑞克森或许不会花这样长久的时间来运用个案的语言，但是他会在个案可以理解的层次下说个案的语言。

2. 目标与问题导向

艾瑞克森取向强调对个案问题的评估，目的是确立治疗目

标，而非确定诊断名称。这也正符合现今的心理治疗趋势，不
再以病理观点来主导治疗的过程，反而以发展历程、正向的观
点来界定个案的问题和改变的方向。评估时，艾瑞克森强调要
注意个案细微的语言差异和肢体动作。评估完成后，治疗师需
针对个案的特质和需求设定目标，然后采用各种治疗策略帮助
个案达成目标，因此，艾瑞克森取向是一种目标与问题导向的
治疗。

艾瑞克森认为太过清晰的人格理论会成为治疗师的阻碍，
使得治疗师忽略应细心觉察和运用个案人际关系的差异。艾瑞
克森通过他对沟通的掌握，搭配个案自身的价值体系，引导个
案获得内在资源的连结，促使个案在真实情境中改变，而不是
回溯个案的过去，去挖掘个案症状的"意义"。

以下是艾瑞克森治疗一位有严重鳞癣的妇女的案例。

她心不甘情不愿地来寻求艾瑞克森的治疗，且很不情愿地
向他展示手上严重的癣。艾瑞克森在检查过后告诉她："你其实
并没有得到超过你自认为程度三分之一的癣。"她对这个明显侮
辱她智商以及隐含"都是你自己胡思乱想"的说法相当愤怒地回
应。他继续说道："你有一点点的鳞癣和很多的情绪。"她气
到立刻开张支票来"为他的时间"付钱结束治疗。然而，两周
后，她打电话给艾瑞克森，说自己整整气了两个礼拜，而她的

癖却每天越来越少，到现在仅剩下一点点。（Rosen，1982，pp. 154-155）

3. 系统导向

艾瑞克森强调家庭的价值，认为只有在健全的家庭与婚姻关系中养育孩子，才是真正的幸福。所以艾瑞克森在治疗个案时，常会利用家庭或社会网络的力量来整合个案的资源，让个案能在社会网络中找到安身立命之处。

以下是艾瑞克森弟子萨德的治疗案例。

一位女士打算出让自己的生意，萨德认为长期来看对这位女士不利，于是请教艾瑞克森。而艾瑞克森先前在治疗中也曾经看过这位女士与她的家人，艾瑞克森建议萨德告诉这位女士保留自己的生意，因为这对她的子女而言将会是很好的楷模。萨德回报这个策略确实有效，因为对这位女士而言，作为子女的良好楷模很重要。（Zeig，1985，p.68）

另一个是艾瑞克森的治疗案例。

一位十二岁的男孩和他的母亲为了克服男孩持续尿床的习惯辛苦奋斗许久，却失败了。艾瑞克森指派这位母亲一项任务，要她在每天凌晨四五点起床检查她儿子的床铺是干的还是湿的。假如是干的，她就可以回床睡觉而不用叫醒男孩。假如是湿的，她就要把男孩叫起床，并让他练习写字（他的字非常丑）直到七点。结果这位男孩不仅症状缓解，而且在友谊、亲子关系以及学业成绩等方面都有进步。（Haley，1973，pp. 206-208）

4. 独特的催眠观点与手法

许多心理学家一直试图解释催眠现象，但是艾瑞克森对催眠的看法却和其他人的看法大不相同。艾瑞克森认为催眠是"一种特殊、内在导向、功能变更的状态"，并且以动力观点视之，认为催眠会因个案、催眠师不同而有所差异。艾瑞克森的许多催眠治疗并不是在催眠状态中完成的，也难怪当有人问艾瑞克森什么是催眠时，艾瑞克森只简单回答"催眠是一种工具"。当然，艾瑞克森不会把催眠仅视为工具，他相信催眠是一种有力的治疗工具，因为治疗性催眠是在潜意识状态下的积极学习状态，没有意识层面的干扰与阻碍。

在他的观点里，治疗性催眠的本质包括了：由内在来引导的状态；具有高度动机的状态；主动的潜意识学习；功能的转换状态；具有主观性经验。

除了对催眠看法不同之外，艾瑞克森的催眠治疗手法也与众不同，他强调个案的潜意识，因为催眠状态正是有利于学习与改变的意识状态。身处催眠状态中的人能敏锐地感知内在心智与知觉体验的运作历程，能放下意识的觉察，产生潜意识的觉察，领悟到各种梦境、象征及其他潜意识表现形式所蕴含的意义，易于接受治疗师的暗示。此时治疗师必须吸引个案的注意，将其注意力焦点转向内在世界，引领他探索内在，并以间接的方式传递治疗暗示（therapeutic suggestions），以产生催眠回应。

5. 行动胜于觉察

艾瑞克森着重于个案的问题与目标，他相信人们自身拥有解决问题的资源，只是不知道如何去利用，或是不相信自己有这个能力，或是社会网络以某种方式限制了个案。因此，艾瑞克森并不将治疗重点放在深入探索个案的内在心灵以找出问题的原因，而是着重在如何协助个案突破困境，不依赖个人陈旧的思考模式，不受限于自身狭隘的心智系统与人生哲学，让个案自己达到改变的目标。因此，艾瑞克森并不强调个案的觉察，而是通过创造改变情境，来让当事人亲身经验或采取行动造成改变。

以下是艾瑞克森指派个案采取行动造成改变的两个案例。

一位警官因为健康因素而退休，在医生否决他用跑步来瘦身的想法后，寻求艾瑞克森的协助。医生考虑到他的高血压、过度肥胖、抽烟以及饮酒问题，认为跑步风险太高。他最多能做的就是走路。医生还建议这位退休警官去找艾瑞克森，因为医生认为他有心理问题。艾瑞克森发现这位男性独居、自理三餐、自行采买伙食，食物和烟酒都是在居住的公寓二楼楼下的小杂货店购买。艾瑞克森建议他一次只买一包香烟，而且每买一包都必须穿过小镇。他也告诉这位退休警官去找一家距离半英里远的杂货店，而且每次买东西都必须只买足够那一餐而已。为了解决酗酒问题，艾瑞克森建议他可以想喝多少就喝多少，但是他必须先走一英里去喝第一摊，之后每一次喝酒都必须再走至少一英里。艾瑞克森评论："现在，我不会把食物从他身上夺走，我不会把香烟夺走，我不会把酒精夺走，我给他机会走路。"（Rosen，1982，pp. 149-150）

一对夫妻因为婚姻难题而寻求艾瑞克森的治疗。他们一起经营一家小餐厅，不断地争执经营餐厅的最好方式。太太坚持先生应该要负责，她宁愿待在家里，但是担心没有她的监督，先生会把事业给毁了。所以她继续在先生旁边工作，两人总是不断争吵。艾瑞克森指派他们：每天早上，先生要比太太早半个小时到餐厅。当太太到餐厅时，先生已经成功地完成了许多太太认为"无可取代"的工作。她开始每天越来越晚到，并且在打烊前就离开，直到最后她很少出现在餐厅，争执就消失了。（Haley，1973，pp.225-226）

6. 间接且多样的手法

艾瑞克森在治疗中使用相当多的间接技巧来促成个案的改变，这种做法除了可以降低对个案的冲击，避免产生抗拒之外，更可以让个案透过潜意识找出属于自己的学习和能力，而能够有效解决问题。对治疗师而言，当个案有极大的抗拒时，间接的方式可以绕过个案的抗拒，甚至可以利用个案的抗拒，间接影响个案，这远比正面化解抗拒有效。

以下是艾瑞克森处理个案对权威抗拒的案例。

有位医生抱着不信任、挑衅的心态来寻求艾瑞克森的催眠。艾瑞克森尝试各种方法均失败后，跑到厨房，将他的女助理催眠后带回治疗室，他将助理的手举起，告诉助理必须保持这种姿势直到将医生催眠为止，然后艾瑞克森随即跑出治疗室外。当他回来后，果然医生已被催眠。

艾瑞克森在此例中强调，医生的抗拒仅针对他，所以不会反抗女助理。艾瑞克森也提醒其他治疗师，尽可能让个案坐在"那张"椅子上时引发各种抗拒，然后再请个案换张椅子，将各种抗拒留在"原处"。一旦个案坐到"这张"椅子上，就不再有任何抗拒。

7. 善用资源，因势利导

艾瑞克森认为因势利导就是以个案之道，还治个案之身（Whatever technique any patient uses to be a patient can be harnessed by a therapist）。而不管个案有什么状况或治疗中发生了什么事，治疗师都可以善加利用（Whatever the patient brings can be utilized. Whatever exists in the therapy situation can be utilized.），亦即在治疗中不论个案出现什么反应，治疗师只要顺势而为就对了（Whatever responses you get, develop them.）。

以下是艾瑞克森善用个案症状的案例。

一位男士寻求艾瑞克森的治疗，说他无法坐下或躺下，也无法谈他的问题。他已经因为不合作和无法治疗，而被好几位精神科医生从诊疗室里轰出来。他解释说他太过焦虑以至于无法好好坐下来或躺下来，而且精神科医生的诊疗室会让他更加焦虑。艾瑞克森问他是否愿意继续在诊疗室里踱步，就像他现在一样。这位男士确认他可以，而且说踱步是唯一可以让他留在这间诊疗室的方法。艾瑞克森问他是否介意让艾瑞克森引导他的踱步。这位男士对这个请求有些疑惑，但是他再次同意了。艾瑞克森花了一些时间来引导他的踱步且渐渐放慢他说话的速度。这位男士更加放慢步伐来回应，并且逐渐在跨步之前先等待艾瑞克森的引导。大约四十五分钟之后，这位男士在紧随着艾瑞克森的引导之后，对艾瑞克森坐下的直接暗示做出回应，并且进入深层的催眠状态。（Rossi, 1980, Vol. 1, pp.181-182）

就艾瑞克森取向治疗的多样性而言，以上七个特征很难涵盖其全貌。这正是艾瑞克森不愿意建构出一套治疗理论的原因之一，因为他想要让日后学习的人不被理论所框架，而能产生自己的体悟和领会，并因而建立起自己和个案间独一无二的治疗风格和模式。建议有兴趣的读者可以进一步参阅海利（Jay Haley，1963）的《心理治疗的策略》（*Strategies of Psychotherapy*），海文（Ronald Havens，1984）的《艾瑞克森的智慧语录》（*The Wisdom of Milton H. Erickson*），以及欧汉龙（O'Hanlon，1987）的*Taproots*等书，其中有更多对于艾瑞克森取向的不同架构分析。

第四章

艾瑞克森取向催眠治疗实务

第一节　艾瑞克森取向催眠治疗阶段

　　著名的心理治疗师华伯格（Lewis Wolberg）曾如此评论艾瑞克森现象："有些心理治疗师对于艾瑞克森的崇拜几近盲目……对全知全能的期待，将艾瑞克森奉若神明的治疗师，最后一定会幻灭……（反之）认为他（艾瑞克森）惊世骇俗的手法只是一时的流行，终究还是会被弃如敝屣，也是同等的偏见。"

　　究竟历史会对艾瑞克森如何定位呢？其实，艾瑞克森从未也不愿将自己神化。然而，他确实是一个不平凡的人，一位"不寻常的治疗师"。贫困农家的成长背景、先天的缺陷（色盲、音痴、学习障碍）、后天的残疾、终年的疼痛，"学习让自己与生命的不公和解"的独特适应模式，都锐化了他的观察力、敏觉度，造就了他"不寻常"的人格特质与生命风景。虽然艾氏独门手法常让人深感莫测高深，不过近年来艾瑞克森的弟子陆续从他的教学、研讨会、督导、案例中整理出治疗架构，以利于后人学习。尽管艾瑞克森取向催眠治疗的过程很难切割成明确的阶段，但是为了学习的方便，作者参考欧汉龙（1987）的做法，将艾瑞克森取向催眠治疗的架构分为七个阶段分别说明如下。

阶段一：建立关系

进行心理治疗时，治疗师非常强调与个案建立信任与合作的良好关系，催眠亦然。艾瑞克森在多年的催眠工作磨炼下，发展出快速与个案建立良好关系的方法，并将之用于心理治疗中（不论是否使用催眠）。这种快速建立关系的能力成为日后艾瑞克森发展短期心理治疗的基础。因为若需花上数月或数年才能建立良好治疗关系，那么治疗时间势必拉长。艾氏疗法快、狠、准，他有时只治疗一次就大功告成，即使有些个案的疗程较长，也经常在第一次会谈时就进行介入。

阶段二：收集资料

艾瑞克森很少使用精神医学诊断来描述个案，因为他认为一个诊断名称太过广泛，无法提供个案的详细资料，让治疗师据此进行治疗。艾瑞克森在整个治疗过程里不断地对个案进行评估、收集资料，持续评估个案的反应模式和类型，了解个案对什么介入会产生反应，并依照这些资料调整治疗方法。

阶段三：绕过或打乱自我设限的信念与行为

艾瑞克森认为个案的问题源自其僵化的思考与行动模式。治疗目标之一，便是破解个案对问题的僵化信念。艾瑞克森认为人们常会庸人自扰，不必要地限制自己，而催眠的主要功能之一，就是绕过意识对自我的限制。下节将介绍艾瑞克森常使用的困惑技巧，可用来绕过或打乱个案自我设限的信念与行为。

艾瑞克森有时会使用重口味的冲击（shock）和惊讶（surprise）技巧，来绕过意识的限制。他会无厘头地说出或做出意料之外的事，个案在瞠目结舌之余，往往搞不清楚是怎么回事，也无法使用他们惯常的方式去回应，因而突破僵化的思考与行为模式。

阶段四：激发动机与唤起能力

艾瑞克森有着异于常人的创造力，能使用一些技巧，营造氛围激发出个案解决问题的动机与能力。以下就是一个这样的案例。

艾瑞克森治疗一位有阅读障碍的男孩。虽然他已经十一岁，但是每年老师都要他再从一年级课本开始读。艾瑞克森知道这位男孩曾经去过西海岸度假，所以故意和他争辩，坚持说洛杉矶是750里远，而斯波坎（Spokane，华盛顿州东部城市）则是350里远。男孩不以为然，因此艾瑞克森拿出地图查证。艾瑞克森先在地图上从盐湖城附近开始找斯波坎，但是男孩纠正他，并且在波特兰附近找到了斯波坎。在一连串像这样的错误之后，这位男孩对阅读地图上的地名越来越拿手。艾瑞克森提到自己是美国汽车协会（American Automobile Association，AAA）的会员，AAA提供免费的地图和资料来让人规划旅程。这位男孩说服父亲加入AAA，拿到了一大堆的地图和资料来规划下一次的家族旅行。他把全部资料都阅读完毕，并且建议父亲在旅途上该走的路线和该看的美景。到了秋季开学时，这位男孩已经赶上了同学的阅读水平。（Haley，1985，Vol. 3，pp.126-127）

下面是另外一个艾瑞克森激发个案动机与能力的范例。在此案例中，艾瑞克森再次展现了他的弹性与创造力，只要能够促进治疗，他愿意尝试任何方法，即使需要故意激怒个案来产生疗效也无妨。

一位从外州来的女士带着先生向艾瑞克森求诊。他非常自负，却不幸中风、全身瘫痪。中风前，他独力经营自己的事业；但中风后，几乎无法行动和说话，而且为了支付医疗费用，倾家荡产。他在一间教学医院住院一年多，被当成临床教学中"无望的个案"，深感羞辱。一位医生建议他们来找艾瑞克森，试试看用催眠来做复健。艾瑞克森先与这位女士会谈，她告诉艾瑞克森她先生非常自负，不太愿意听任何人的指令。艾瑞克森请那位先生进来，并且开始骂他为猪，只会躺在床上等人家救济，他接着告诉这位男士，他会请他太太每天带他来这里，给他更多的侮辱。这位男士非常生气，大叫了一声："不！"，并靠自己的力气挣扎离开房间。每天这位男士都被他困惑的太太带进艾瑞克森的治疗室，而艾瑞克森继续侮辱他，激发他的反应，逐渐带动他在语言和动作上的复原。治疗结束时，这位女士非常吃惊地听到她先生告诉艾瑞克森说他有如兄弟一般地爱他。（Haley，1973，pp. 310-313；Rossi，1980，Vol. 4，pp. 321-327）

阶段五：建立技巧

从自然主义观点来看，艾瑞克森假设大部分的个案都拥有解决自身问题所需要的所有资源和经验，而他的治疗就是唤起个案的潜能，来产生他们尚未完全发展出来的技巧。以下就是艾瑞克森协助个案建立技巧的案例。

一位名为"Ma"的妇女一直很想学会阅读和写字，但是却一直无法克服重重障碍。年轻时，她不被允许学习，所以下定决心从十六岁起要开始学。二十岁时，她想到可以请老师们住到家里教她读和写，寄宿老师和她的子女都想要教会她，但全都徒劳无功。她受了打击，之后只要有人试图教她读和写，她都会害怕得脑筋一片空白。到了七十岁，她还是无法阅读，于是和艾瑞克森联系，艾瑞克森答应她在三周内让她学会读和写，而且他只要求她做一些她原本就会做的事，这让她非常好奇，也很怀疑。首先，他请她拿起一支铅笔，用任何方式拿起笔，就像一个小婴儿拿的方式。接着他请她在纸上画下一些线条，就像一个不会写字的小婴儿在涂鸦。再来，他请她画下一些直线，就像是要锯东西时画在板子上的线，或是在花园里想要种一排植物那样。她可以从上到下、从左到右，或斜斜地画。接着请她画出一些甜甜圈洞，然后画出像是断成一半的甜甜圈，再来请她画出三角形的两个边。他持续教导她画出这些线条，并且加以练习。她也不断练习，虽然一直搞不懂这跟读写有什么关联。在下一次治疗时，艾瑞克森告诉她一堆木材和一间房子唯一的差别就是房子是组合起来的木材，她同意这点，但是依然不懂这跟读写有何关联。在艾瑞克森的引导下，她将那些线条组合起来写出所有的英文字母，当她完成时，艾瑞克森让她看到自己刚学会写全部字母的事实，而拼字就仅仅是把字母组合起来罢了。艾瑞克森又要她去念一些字，慢慢地，艾瑞克森巧妙地使劲让她写出一个句子，并且要她念出句子中所有的字。这个句子是："Get going Ma and put some grub on the table."（Ma快动起来，在桌上放点食物），当她大声朗读时，发觉这根本就像讲话一样。将讲话转换成阅读的过程在三周内很轻易地达成了。（Rossi，1980，Vol. 1，pp. 197-201）

阶段六：将技能与问题情境连结

在艾瑞克森所处的时代里，当时心理治疗的主流学派强调治疗主要在治疗室里进行，以及治疗的核心为个案和治疗师之间的关系。艾瑞克森却重视让个案能尽快地将疗效类化到日常生活中。为了达成这个目标，艾瑞克森会给个案家庭作业，要求个案执行与问题有关的任务或行动。

有时艾瑞克森也会借由催眠后暗示来促进技能与问题情境的连结。他会暗示下次这个特殊的情境或刺激出现时，个案可以用这种特殊的方式反应。例如：假如艾瑞克森认为放松对一位恐怖症患者是可使用的资源，他就会暗示个案下一次遇到害怕的物体或情境时，他会放松。艾瑞克森也常借由将问题情境与新的联想连结（例如：说故事或间接暗示），来协助个案将技巧转换应用在问题情境中。

阶段七：结案与追踪

有时艾瑞克森不会结束治疗，反而采用"家庭医生"的模式，在个案需要的时候，持续多年替他们看诊，甚至会替整个家族的好几代看诊。这反映出他独特的观点：治疗师不需要处理个案所有的潜在问题，治疗应聚焦在当下的问题。有时他也会突然结束治疗，把个案送走，暗示他们所接受的治疗已足够他们所需。反之，对某些个案，他会设定治疗的时限，似乎让个案对时限内产生疗效有所期待。

艾瑞克森利用很自然的方式，不着痕迹地对个案进行追踪，结案时艾瑞克森会请个案把他加入他们的通讯录中，每年圣诞节他都会接到这些个案的圣诞卡，里面往往会附上有关近况的便笺或是照片。如此一来，他不需要提醒个案过去的问题，却能让他们在结案多年后依然和他保持联络。相较于大多数的治疗师，艾瑞克森对于与个案之间关系的界线持较为开放的态度，他常会在非正式的社交情境里，以非正式的方式追踪个案状况。

第二节　催眠治疗的催眠过程

很多人常误以为催眠治疗就是把当事人引导进入催眠状态，然后加入催眠后暗示或在催眠中植入新的想法，从而达到改善个案问题的目的。这样的想法太过于简化，并没有真正地深入处理个案的问题，而且改善的效果也不尽理想。

艾瑞克森一向以在心理治疗过程中运用催眠处理个案问题著称，此节针对其运用催眠的过程，分为三个阶段描述。

阶段一：准备期（preparation）

引导个案把注意力集中于身体或内在经验以及当下的行为。治疗师开始探索个案所呈现的生命经验，并且建立起正面的架构引导个案朝向治疗性改变。

阶段二：治疗性催眠期（therapeutic trance）

治疗师在催眠中活化并善用个案自身的心理资源，减弱个案习惯性的想法或日常的参考架构。借由转移注意力、冲击、惊讶、混乱、分离等方式减弱个案的自我设限，使个案更容易接受新的学习和经验。利用隐喻、暗示、叙说轶事等方法提供个案新的参考架构，让个案从潜意识中找到新的解决方法。这个阶段可以再细分为五个阶段：

1. 集中注意力（fixation of attention）

在一般传统催眠中，催眠师通常会要求个案凝视一个定点或灯光、催眠师的眼睛、水晶球等来集中注意力。然而，治疗师在累积一定经验之后，任何事物都可以用来凝聚个案的注意力。更进一步，甚至不需要依靠外界事物来凝聚个案注意力。

在催眠治疗中，治疗师引导个案将注意力集中在自己的身体或内在经验上。像是鼓励个案聚焦在自己知觉或内在心象上，这样的内在聚焦法能更进一步提升催眠的效率。广义来说，在日常生活中，当我们片刻地全神贯注在某些事物时，我们会失去对外界其他事物的注意，可称之为进入日常生活的催眠中。将这样的现象应用在临床上，聚焦和吸引注意力最有效的方式就是治疗师来认知和认可个案当下的体验。如果治疗师仔细研究在日常生活和诊疗室中个案的注意力聚焦过程，就会很快发现一些有趣的故事或幻想，可以像标准化的催眠引导一样吸引人们的注意。任何想象和可以吸引人注意的事物，都可以用催眠的方式来讲述。当治疗师正确地标定当事人的此时此刻（here and now）经验，个案通常会立刻开放与接纳治疗师所说的话。治疗师认可个案当下的现实，就能够轻易地让个案认可治疗师，进一步顺理成章地接受治疗师即将给予的治疗暗示或催眠引导。借由个案当下的行为与经验来获取他们的注意，正是催眠引导中"善用"观点的基础。

2. 削弱习惯性架构与信念系统（depotentiating habitual frameworks and belief systems）

在艾瑞克森取向中，最有效的吸引注意技巧就是削弱个案习惯性的心智架构和日常的生活参照架构，通过分散注意、冲击、惊讶、怀疑、困惑、解离等技巧，个案的习惯性信念系统或多或少会被中断，这时通过激发出潜藏的思想连结状态和感官知觉的体验，就有可能促发意识状态的转换，也就是所谓的催眠或入神状态。

其实任何的冲击或强烈刺激都可以引起注意，并中断先前连结的型态。而一些不真实、不寻常或幻想的体验能够产生出不同观点间的转换。困惑、怀疑、解离和失衡都可能用来打破个案学习到的限制，这样才有机会敞开心胸接纳新经验和新学习。这是催眠治疗的核心本质，在日常生活中，我们常遇到各式各样的问题与困境，冲击或中断我们例行的思考、理想上，这样的困境能够激发出具创造力的时刻，产生出新的顺应。当人们遇到与过去不同的生活变化，却又不允许新的改变产生时，问题就会产生，唯有从中找到新的解决之道并以新态度面对，才有可能突破困境。

3. 潜意识搜寻（unconscious search）

日常生活中，能吸引注意而去除习惯性连结的情形随时可见，自然地，有可能会有自潜意识搜寻所产生的新经验，或问题解决之道。在治疗性催眠中，我们利用隐含、问句、双关语和其他间接催眠暗示等技巧，来促发个案进行潜意识的搜寻过程。

4. 潜意识历程（unconscious process）

一旦个人与自身的潜意识产生连结后，心智机制进入潜意识历程，个案的内在潜意识历程就会自行运作，此时每位个案可能会因各自潜意识历程的运作而对催眠引导产生不同反应。

5. 催眠反应（the hypnotic response）

催眠反应是由治疗师诱导出潜意识搜寻和历程的自然产物，基本上，它是由个案的潜意识历程所产生，所以催眠反应都是自动或自发地出现，会和个案在平常状态下所产生的反应方式有很大的差异，或显得很突兀。大部分的个案在体验到这种自发的行为潜能发展——不由自主的自发反应之后，都会体验到一种轻微的、舒畅的奇妙感觉。这种奇妙且惊喜的感觉可视为真正自发反应的一种指标。

阶段三：治疗性改变确认期（ratification of the thera-peutic change）

治疗师仔细确认、评估和接纳所发生的治疗性改变，并促进持续的自我治疗。对于治疗效果的持续性，艾瑞克森认为"心理治疗就像在山顶上展开滚雪球的游戏。一旦雪球滚下坡，必将越滚越大，最终变成一场符合山脉形状的雪崩。"（Rosen，1982）。

第三节 艾瑞克森取向催眠治疗技巧

艾瑞克森利用相当多的技巧来帮助个案解决问题，主要的技巧有：催眠、隐喻、轶事、隐含、切割、矛盾技巧、指派任务、困惑、播种技巧与间接暗示技巧等，这都是为了促成个案积极地参与改变。不过艾瑞克森也强调，与其用"技巧（techniques）"一词来描述他的做法，还不如用"取向（approaches）"这样的说法。因为，治疗中必须针对个案不同的状况和个人背景来选择最适合的方式，而不是千篇一律地用同样的招数套在所有个案身上。然而，为了便于说明，作者在此仍采用"技巧"一词介绍以下十项技巧，并以案例说明。

催眠状态（trance）

艾瑞克森利用许多由催眠状态转化而来的治疗技巧来帮助个案，例如：正向及负向错觉、遗忘、年龄退行、年龄前行、催眠后暗示、自动书写、直接暗示、麻痹、手臂漂浮等技巧。这些催眠技巧都是艾瑞克森用来增进治疗效果的工具。其中"手臂漂浮"这个现象更是艾瑞克森率先在文献中提出的催眠

现象（Zeig & Munion，1999）。以下是一个艾瑞克森使用自动
书写技巧的范例。

某年四月，艾瑞克森受邀至大学演讲并示范催眠中的自动
书写，一位名叫佩姬的女学生担任受试者。佩姬自动在纸片上
写下某讯息后，自动折起纸片并塞入手提包内。艾瑞克森随即
引导她再度进入催眠状态，并在醒来后自动写下"今天是六月
里美好的一天"。九月时，佩姬打电话给艾瑞克森，表示在皮
包内找到的纸条上写着"我会嫁给赫洛德吗？"而四月时佩姬
正和另一位男士订婚，却在六月分手，七月嫁给赫洛德。对艾
瑞克森而言，这不过是当事人潜意识早已知道的讯息，是意识
尚未准备好面对现实，而通过催眠的自动书写透露出来的个人
秘密。

隐喻（metaphor）

艾瑞克森常在催眠引导或会谈对话中使用隐喻，将个案特有
的问题以类似的话题暗示给个案。隐喻的形式可能是简单、明
确的，也可能是复杂、隐含的，个案往往会选择与自身情境相
呼应的片段做出回应，达成治疗效果。虽然隐喻有极大的戏剧
效果，但艾瑞克森强调唯有在充满信赖的治疗气氛中，接收者
（个案）和传达者（治疗师）处于一种善意接纳的状态，转变

才有可能发生。

以下是艾瑞克森使用隐喻技巧的两个范例。

例一：有位妇人向艾瑞克森求助，因为她长期受疼痛之苦，却又不喜欢吃药。艾瑞克森跟她聊起花园锄草的事，告诉她有些人锄草后手掌会长出很痛的水泡，接着水泡"硬化"，最后就可以忍受长时间的疼痛。他也告诉妇人，很多人无法接受辛辣的墨西哥食物，但有些人因为味蕾"硬化"，所以觉得墨西哥食物是美食。最后，艾瑞克森暗示妇女可以在她感觉疼痛的部位，让神经"硬化"，因而解除了妇女的疼痛。

例二：有个十岁的男孩为尿床所苦，艾瑞克森了解男孩不愿讨论此一问题，反而和男孩聊起男孩所喜欢的运动。借由运动，艾瑞克森告诉男孩各种不同的肌肉：平滑的、长的、短的、还有负责开合的圆形肌肉——就像是胃肌必须关闭以留住食物来消化或打开让食物通过。艾瑞克森经由此隐喻让男孩得以改善对膀胱括约肌的控制。

隐喻能产生治疗效果，有三个原因：隐喻引起的抗拒较小，因为它只是与问题相似，不是问题本身；隐喻能让个案戏剧化地重新架构问题；有效的隐喻能帮助个案将改变类化到相似的问题或情境。

轶事（anecdotes）

在治疗过程中，艾瑞克森常利用轶事作为教导的方式或是治疗工具。轶事是一种简短、关于某个有趣事件或插曲的小故事，也是一种高度发展且有效的语言沟通媒介，可以应用在治疗的各个阶段中，如：诊断、建立关系和建立治疗计划等。

轶事的内容可以是虚构的或是真实生活经验的描述。对艾瑞克森而言，他只是借由轶事提供有帮助的信息，个案自己会决定哪些是他所需要的线索，亦即由个案潜意识的智慧来决定如何利用资源。善用轶事的好处很多，包括：可以提供多层次的讯息；治疗当下可能了解某部分或表面的意义，但是日后可能又发现其他有用的信息或了解深层的意义；可以用来说明好和不好的行为界线，重新阐释行为；故事是有趣的，容易记忆；深刻的故事则提供了更深刻、更易造成情绪连结的回忆。以下是艾瑞克森使用轶事技巧的范例。

例一：当艾瑞克森在治疗中要引导个案回归属于个人的真正成长之路时，他经常会说以下的故事。"艾瑞克森幼年时看见一匹马流浪到他家后院，他自告奋勇将这匹马物归原主。他骑上马让这匹马自由决定前进的方向。只有当马转头吃草或中途闲荡时，艾瑞克森才会加以操控。最后抵达目的地时，主人问艾瑞克森怎么知道马来自何处？艾瑞克森回答：

'我并不清楚，但这匹马可清楚得很，我所做的只不过是让它上路而已。'"

例二：一位男士因为已截肢的腿部持续疼痛，而寻求艾瑞克森的治疗。他的太太则有耳鸣的问题。艾瑞克森借由告诉这对夫妻，他在大学时四处旅行，某次在一间锅炉工厂过夜的故事，来开始治疗过程。"当他在晚上睡觉的时候，他学到了遮掉工厂里的声音，并在早上可以听到工人正常讲话音量的对话。这些工人对此感到相当讶异，他们要花很长的时间才能具有这样的能力，但是艾瑞克森说他知道他的身体能多快就学会。"接着，艾瑞克森谈到某天晚上看到的电视节目，有关伊朗游牧民族穿着多层衣服来抵挡酷热的沙漠阳光，但是看起来却非常舒服。在这段治疗期间，他述说了许多的故事来说明人们所具有的能力：必须习惯于任何持续的刺激，如此一来他们就可以在一段期间之后，无视这些刺激。（Erickson & Rossi, 1979）

轶事类似隐喻，但是结构上的限制较多，必须有开始（方向）、中段（事件说明）与结尾（结局），而隐喻可能只是一个简短陈述，甚至是个问题。

隐含（implication）

艾瑞克森常在催眠中或对话中以一种间接的沟通方式将隐含的想法传达给对方。就治疗而言，将隐含的部分掺入治疗过程之中，比较不会直接冲击到当事人，得到的抗拒也较少。以下是一个艾瑞克森使用隐含技巧的范例。

一位母亲请艾瑞克森来家里看诊，因为她的女儿自认为脚太大，很丑，而变得很退缩、害怕。艾瑞克森借着帮母亲检查的名义，让女儿在旁边帮忙。当检查结束的时候，艾瑞克森向母亲说话时，突然"不小心"踩到女儿的脚趾头。他马上转头生气地对女儿说："假如你让这些东西长到大得可以让人看见的话，我就不会这样了。"在艾瑞克森离开前，女儿就开始忙着找朋友一起去看电影了。艾瑞克森就是将"她的脚其实是小的"隐含在对话之中，达到帮助个案的目的。

切割（splitting）

人们倾向以分类的方式来组织自己的知觉、行为和经验，并且理解世界。艾瑞克森善于利用这种自然的趋势，来引导个案产生催眠状态和提供治疗上的介入。他常利用切割目标的方式来帮助个案克服自己的限制，使个案能建构较宽广的心智系统，聚焦于工作本身而非个人限制。例如：他会指派个案一个任务，这个任务能够破除维持症状的情境脉络，或是打破习惯模式所产生的结果。有时，艾瑞克森透过语言的建构和非语言的沟通，来帮助人们产生解离，例如：告诉个案有"一个潜意识的心灵"和"一个意识的心灵"。在说这两句话时，刻意变化声音语调，或移动位置让声音来自不同方位，让个案产生不同的感受，进一步形成解离。除了心理的解离之外，他有时也会要求进入催眠状态的人只有心理的部分清醒过来，但是身体还停留在催眠状态，创造出身体和心理的解离。不管是在催眠或是非催眠状态中，他会用各种方式来创造出一个情境脉络，把先前的整体切割成两个（或是更多）的部分，或把先前的经验和行为上的相互连结进行切割，达到阻断旧有模式的目的。

反之，个案的身心症（psychosomatic）问题（例如：压力导致的胃溃疡、高血压等），也可以诠释成个案对于问题的身心切割（心理压力和生理问题的分割），只不过这样的分离会造成不好的结果。以下是艾瑞克森使用切割技巧的范例。

例一：一位个案在催眠后抱怨催眠并非真的有效，因为他记得艾瑞克森说的每一句话。艾瑞克森回应，这位个案当然能够在这里记得每件事情。他在诊疗室里，所有事情都在这里发生，而且在这里他可以记得所有的事情。最后，除了在艾瑞克森的诊疗室之外，这位个案在其他地方的催眠经验都失忆了。
（Rossi，1980）

在这个例子里，可以看到艾瑞克森将个案对于催眠的反应切割成在诊疗室内和诊疗室外。在另外的例子里，则可以看到他将个案的症状加以切割，使得症状得以缓解或是消除。

例二：艾瑞克森治疗一位六岁男孩，他有吸拇指且过度咬指甲的情形。他告诉这位小男孩，他喜欢吸拇指和咬指甲，就继续，没关系。艾瑞克森说"一个六岁的小孩"需要去做这些事情。当然，一个"七岁的大男孩"将会是"（年龄）够大也够成熟"而不适合做这些事情。在他七岁生日前，也就是两个月后，这个男孩就停止了吸拇指和咬指甲的习惯。（Zeig，1980）

矛盾技巧（paradoxical techniques）

矛盾技巧本身同时存在着事实与否定，借以困惑个案，打破个案的线性思考。有两种类型的矛盾技巧：症状处方（symptom prescription）和束缚（binds）。症状处方是一种借由错误方向却达到目的的矛盾；束缚则是在过程初期所创造出来的内在逻辑不一致的矛盾。以下是艾瑞克森使用矛盾技巧的两个范例。

例一：一位男士向艾瑞克森求助，抱怨他只能透过一根八

到十英寸长的木管或铁管来排尿。艾瑞克森要这位男士改成稍

微长一点的竹管，并在一段期间之后逐渐把它缩短到十英寸。

他接着要这位男士逐渐缩短竹管，直到最后不再需要竹管。

（Haley，1985）

以上案例所描述的治疗过程虽然很简短，但是意义却相当

深远，值得进一步解析。

第一，艾瑞克森的治疗处方并没有让个案认为这个状况是

个问题，也没有把这个"症状"当成是症状，这和过去心理治

疗受医学模式影响，把病人视为"有病"的"病理观"有很大

的不同。在艾瑞克森的治疗里，设法突破病人僵化的行为模式

远比界定病人的"疾病"重要许多。

第二，他利用渐进式改善的方式，让个案能够用逐步且容

易成功的方式来趋近最后的治疗目标。这样能够避免治疗师或

是个案太过急于改善问题，将治疗目标设定得太大、太难，最

后导致治疗失败而对治疗感到挫折。

第三，从艾瑞克森开始要求个案将竹管增长起，就已经隐

含了竹管长度是可以改变的这个事实，这样隐含透露给个案的

信息，对于达成最终的治疗目标有很好的帮助。

第四，虽然在艾瑞克森的叙述中并未提到个案内心的变化

和转变，纵使我们不去分析个案内心的心理变化，我们依然可

以想到这样的行为习惯最初对个案而言必定是件羞于见人的事情，但是艾瑞克森的做法却可以让个案把焦点从羞于见人的行为习惯转变到改变竹管长度。这建议看似荒谬，却间接地转移了个案的焦点，也可以消除或减少个案在上厕所时的焦虑和紧张。

第五，先增加竹管的长度再逐渐缩短，这样个案也会比直接缩短竹管长度更不容易注意到其间的差别。一根十二英寸长的竹管缩短半英寸，会比一根十英寸长的竹管缩短半英寸，更不容易看出其间的差别。从一开始就用不易发现的改变，来让个案尝试，会比一开始就突然让个案做很大的改变，更加容易被接受。

例二：一位六岁男孩来看诊，因为他有吸左手拇指的问题。艾瑞克森告诉男孩：他对其他的手指不公平，没有给它们同等的时间。告诉他要吸右手的拇指，最后每一只手指头都要吸到。艾瑞克森评论：当男孩开始把吸拇指行为平均分配到左右拇指时，实际上，他的习惯就已经减少一半了。（Rossi, Ryan, & Sharp, 1983）

指派任务（task assignments）

艾瑞克森曾经说过："堤防上的一个小洞会使洪水看起来不像是会淹没陆地，但我们期待它会，因为一旦你用某种方式突破行为的模式，裂缝就会持续扩大。"（Erickson, in Haley,

1985）他认为行为的改变将导致心理的改变，因此他常利用指派任务来促成改变。

指派任务可分为四类：问题导向任务（problem-oriented tasks）、建立技巧（skill building）、严酷考验（ordeal）、指派、功能、不明的任务（ambiguous function assignments）（Zeig & Munion，1999）。

海利认为艾瑞克森的治疗中有一种"仁慈的严苛"（benevolent ordeals）的介入方法。他写道："短期心理治疗的基本原则就是以个案无法继续利用症状的方式来鼓励个案的症状。其中一个最快的方法就是当个案深受症状之苦时，劝个案来惩罚自己，借以鼓励他放弃症状。"以下是三个艾瑞克森使用指派任务技巧的范例。

例一：一位对旅游心怀恐惧的年轻男士来看艾瑞克森。他只能开车开到这个城市的边界。假如他开车越过边界，就会呕吐，然后昏倒。艾瑞克森建议他在清晨三点的时候开车到城市的边界，穿上他最好的衣服。当这位年轻男士到达城市的边界时，他要停下车来，跑到路边的浅沟。然后在那边躺下来，直到呕吐和昏倒消失。接着起来，开车到下一根电线杆，重复刚才的步骤。这位男士照做了，但是在执行这项任务时，他对艾瑞克森和这个任务的荒谬可笑感到很生气，所以他决定跳进车内，开始享受开车。此后十三年，他的症状从未复发。
（Haley，1973；Rossi，1980）

例二：艾瑞克森治疗一对会尿床的夫妻。令人吃惊的是，虽然结婚将近一年，他们却彼此不知道对方会尿床。他们都是非常拘谨、虔诚的人。婚前，他们都很不好意思坦承会尿床。婚后，他们发生关系然后睡着，隔天一早起床，发现床铺是湿的，都误以为对方了解且不介意，就从不提及湿掉的床铺。然而，卧房就此和害羞与压抑连结了起来，他们就再也没有发生性关系。这对夫妻中的其中一人无意间发现，假如两人有个小婴儿，就可以把床上的污渍归咎给他，这才让他们了解到其实彼此都会尿床。他们决定要寻求专业的协助，并通过朋友的介绍找到了艾瑞克森。艾瑞克森要他们承诺，将会贯彻执行艾瑞克森为了让他们消除这个问题，而要他们做的一切事情。他要这对夫妻在三周内，每晚临睡前跪在床上，故意对着床单撒尿。对他们来说这是个超级折磨。第一晚，他们花了好几个小时才完成任务，接下来的晚上也花费了很长时间。然而，三周后尿床现象完全消失了。这对夫妻之后有了一个小孩，他们可以责备他"床上的污渍"了。（Rossi，1980）

例三：一位二十九岁的男士总是在午夜和清晨一点间尿床。艾瑞克森指示他找一个闹钟，并且设定在午夜的十二点半或一点。当闹钟响起，他就要起床，然后走40个街区，不管床铺是干的还是湿的。接下来的三周他都必须这样做。艾瑞克森在指派这个任务之前，已发现这位男士痛恨走路。三周之后他可以有一周的假期，但是下一次如果发现他又尿床，就必须再连续执行三周在午夜走40个街区的处罚。（Rossi，Ryan，& Sharp，1983）

困惑（confusion）

困惑技巧适用于有意愿进入催眠，但是却因为无法降低意识的清醒状态而未能实际进入催眠的个案。为了减少这些干扰催眠的过程，艾瑞克森取向催眠治疗师会利用不同的解离策略（dissociational strategies）。其中一种策略是厌烦（boredom），例如：治疗师会讲述一个又臭又长的沉闷故事来耗损个案意识层面的抗拒。另外一个解离策略是分心（distraction）。此时，个案可能会被要求从1000倒数到1，每次要减去3，或者是看着英文字母，并将Z念成A，将Y念成B等，或是在引导中加入一些刺激。第三种解离策略就是意念动作技巧（ideomotor techniques）。第四种就是困惑技巧（confusion techniques）。

艾瑞克森认为人往往会有些自我设限的想法来干扰他们进

入催眠状态。而意识心灵又会一直警惕我们维持这些想法。所以艾瑞克森利用惊奇和困惑来绕过这样的自我设限，他借由反反复复又错综复杂的话语让个案听不出个所以然，而不知不觉中进入催眠状态。

如同艾瑞克森（1964）提到的：

临床上，对个案来说，渴望寻求治疗的协助是非常有帮助的，但是却被他们的临床问题和不可控制且会排斥治疗的抗拒所限制或支配。一旦能规避这些抗拒，个案愿意合作来解决临床问题和消除抗拒的可能性就会大增。……（困惑技巧）能够在不顺利的情形下，使催眠引导迅速起作用，就像……那些对治疗有兴趣却带有敌意、挑衅或抗拒的人。

……应该要谨记于心，这些个案是具有高度动机的，漠然、敌意、好斗和怀疑最终还是会带来治疗效果……（Rossi，1980）

艾瑞克森提过一个发生在自己身上的例子：

某天当艾瑞克森正在街上享受让风吹拂，以消除倦意时，一位男士匆忙走过街角并撞上艾瑞克森。在这位男士说任何一句话之前，艾瑞克森瞄了一下手表，然后说："现在差十分钟两点。"实际上，当时大约四点。艾瑞克森接着漫步走开，留下那个困惑不已的男士。（O'Hanlon，1987）

本质上，困惑技巧可以说是利用中断个人意识过程的策略性沟通，使人能进一步体验催眠的过程。遵循着合作原则，困惑技巧善用个案用来阻止进入催眠或是治疗发展的行为。

困惑技巧根基于下列的假设（Gilligan，1987）。

第一，在人的行为历程中会有许多自动化和可预期的行为模式。

第二，任何其中的模式被阻断时，会创造出一种不明显的觉醒（例如：困惑）所支配的不确定状态。

第三，大多数人非常不喜欢不确定的状态，并且会因而强烈地设法来避免这种情形。

第四，这种觉醒因而增加，除非能将之归因到某因素上（会这样是因为……）。

第五，当不确定增加了，意图减弱这种不确定的动机也会随之增高。

第六，当个人处在高度不确定状态下，大多会接受第一个可减少不确定的可行方式。（例如：进入催眠的暗示）

萨德（1984）整理出困惑句型的最基本公式：将两个相对的概念组合在一起，例如：意识／潜意识、遗忘／记得、身／心、左脑／右脑等，并且用不断变化的形式将这些概念交错混合在一起。以下就是一个在催眠引导语中运用困惑技巧的最佳范例。

你的潜意识可以忘记一些你的意识心灵记得的东西，但是意识心灵已经忘掉一些潜意识记得的事情。对我们的目的来说，很重要的是，假如你的潜意识记得去忘记那些被认为是应该让你的意识记得的事情，你的意识心灵记得去忘记那些你的潜意识记得的事情。而且你的潜意识心灵应该记得要去记住那些被认为是要记得和遗忘那些应该要被遗忘的，你的意识心灵记得要去记得那些应该要记得和遗忘掉那些应该要被遗忘的事情。

在几分钟这样充满困惑的独白之后，个案通常就会放弃尝试了解这些话的意义，而直接"遁入"催眠状态中。

播种技巧（seeding）

播种技巧是艾瑞克森取向相当重要的一个治疗技巧，但是可惜的是，这个技巧却很少被完整地探讨。播种技巧基本上就是使接下来的行为暗中圆满地朝向治疗预计的目标。运用播种技巧间的相互连结，治疗师将朝向治疗目标的治疗过程切割成小步骤，逐步引导当事人朝向改变。反过来说，其实当事人也是将他们的概念植入给治疗师，在他们描述问题之前，他们会象征性地暗指即将出现的麻烦议题。就像小朋友在号啕大哭之前，通常会潜意识地揉揉眼睛或是增加眼部的动作，来暗示即将到来的大动作。

举例来说，当治疗目标设定在帮助当事人建立更正向的意向，让事情更光明灿烂时，假如治疗师希望将这些加入催眠治疗当中，并逐步引导当事人朝向这个方向，那么治疗师在进行催眠引导时，可以先让当事人想象红色，并设定好大约的形状，当事人也许就会想象到玫瑰，治疗师再逐步引导当事人朝向正向的结果。

艾瑞克森在催眠当中，常加入播种技巧。当他希望当事人做出催眠中的手臂飘浮时，他不会直接告诉当事人手臂变轻，接着就要当事人开始飘浮手臂。他会先轻触当事人的手臂，然后他会提到这个碰触是多么地轻柔，接着他才会引导当事人产生手臂变轻柔的感觉，再慢慢地让手臂飘浮起来。他先让当事人集中注意力在手臂上，利用碰触的知觉建立起轻柔的感觉。接着用语言暗示轻柔感，再拓展反应。自始至终，他都利用最小的线索提示，让当事人所产生的反应和体验尽可能地无所遁逃。

其实在艾瑞克森的治疗当中，或多或少都可以看见播种技巧的应用，从个案一踏入治疗室开始，艾瑞克森就不断传递个案可以而且能够改变的信息，再透过切割成小步骤的行动，让个案逐步体会改变和成功的经验，如此一来个案的小小变化就会如同雪球一般，最后成为个人的成长与进步。

间接暗示技巧

在艾瑞克森取向催眠治疗中，常常利用直接与间接的语言形式来对个案进行暗示。一般而言，如果个案的意识层面有能力接受指令，并能够认同指令时，治疗师就给予个案指令，来让个案进行改变。但是心理治疗往往不是如此简单直接，因为很少有个案能够在治疗师告诉他必须改变自己时，就能够轻而易举地修正自己的问题。

间接形式暗示就是要在潜意识层面，诱发并促进个案内在寻找解决之道。语言暗示的精髓并非在于治疗师说了些什么，而是个案在治疗师述说的过程中做了些什么。间接暗示并不是要告诉个案什么该做或不该做，而是在探索与促进个案的反应系统会自动去做些什么，而不需要制造意识层面的效果来引导。

这样的治疗方式是艾瑞克森取向治疗中相当重要的部分，也是日常生活中常常出现的语言模式，对于人际沟通也有相当大的助益。有兴趣的读者也不妨参考艾瑞克森和罗西1976年和1979年的著作，里面有更完整的介绍。当然，有些技巧彼此相似，必须要提醒的是：许多的间接形式彼此都十分神似，在同一个句子里也可能出现多种形式，有时要将两个间接形式做区分相当不易。正因如此，希望读者能认识到本书内容真正想要呈现的是一种"态度"或"取向"，而不是设计来达成特定或预期结果的"技巧"。

间接形式的暗示最有用的地方在于探索潜在性，并促成个案自然的反应倾向，而不是在行为上强加控制。如果只是利用间接形式的暗示来对个案进行操弄，只会增强个案的抗拒，并导致双方信任的破裂。以下就是一个在催眠引导语中运用间接暗示技巧的最佳范例。

曾经有位六十二岁的退休老农夫因为尿频而寻求艾瑞克森的协助。老农夫每半个小时就要强迫自己去上厕所，不然他就会尿湿裤子，这让他苦不堪言。老农夫已经求诊过许多医师，照过多次X光，经历过多次膀胱镜检查，虽然证据表明他的膀胱功能一切正常，但是都徒劳无功。老农夫无意间在报纸上看到艾瑞克森的一篇专栏，于是前来求助于艾瑞克森。于是艾瑞克森催眠老农夫：

"你知道的，我们可以想象你的膀胱需要每15分钟就排空一次，而不是每半个……小表可以走慢……也可以走快……也许是误差个1分钟……甚至是2分钟、5分钟……或是想象成你的膀胱每半个小时……就像你之前做的……也许有时是35或是40分钟……这就如同是一个小时……这中间的差别……35和36分钟……41、42还是45分钟……这没有相差太多……差……差别也不重要……45、46、47分钟……其实也都一样……很多时候你也许需要再等一个1秒或是2秒……感觉起来就像一两个小时……你所创造出来的……你可以再一次……47、50分钟，这中间有什么差别呢？……不要再去想了，没有太大的差别，也没什么重要的……就像40、50、60分钟，不过就是分钟……任何一个人能够等半个小时的，就能够等1个小时……我知道……你可以学习……这不难学习……事实上……好好想一想……当人家领先你的时候，你必须等待……你……一次……又一次……你所想做的只是……1小时又5分钟……1小时又5.5分钟……这之间有什么差别呢？……还是超过6.5分钟……让它变成10.5分钟……1小时又10.5分钟……1分钟……2分钟……1小时……2小时……这之间有什么差别？……你已经练习等待甚至超过半个世纪……你可以利用这些……为什么不去用呢？……你可以做到……也许会远超乎你想象……甚至根本没想到……为什么不在家里给自己一个惊喜？……好主意……没什么比一个惊喜更棒了……一个出乎意料的惊喜……你可以忍多久……这是一个惊喜……远超过你想象之外……长许多……也许是个好的开始……一个好的感觉开始……继续下去……哎呀……为什么你不会忘记我刚才所说的一切，就只是放在你心里……一个不会遗忘的好地方。不要在意那个番茄树——重要的是你的膀胱——很好，感觉很好，很好的惊喜——说，何不开始感觉精力充沛，现在就恢复精力，完全清醒过来，比你在今天早上还要清醒（最后这句是用来让个案产生一个间接的加强、最终的引导让他从催眠中清醒过来），然后（作为解除催眠，但是并不被个案的意识所完全理解），何不从容地慢慢散步回家，什么也不去想？（一个针对催眠与症状的双重遗忘指令，也是一个用来混淆个案其实已经在诊疗室里待了一个半小时的困惑法）。我会在从今天算起的一星期后上午10点看诊（从先前遗忘所产生的更深层意识层面的错觉，让个案觉得先前除了约诊之外并没有发生任何事）"。（Erickson，1966）

一周之后，老农夫依约前来看诊，并且详述当天回家之后发生的事情。当天，他心情愉快地回到家，打开电视并尽可能地忍住不去上厕所。他看了一部2小时的长片，并且喝了2杯水。他决定再忍住1个小时，突然间他发现他竟然忍了这么久没去上厕所。他看了看手表，发现自己其实已经忍了4个钟头。个案边陈述当天发生的事情，边愉快地靠在椅子上，并渴望听到艾瑞克森对他的肯定。

刹那间，老农夫突然坐直了身子，充满讶异地告诉艾瑞克森："我想起来了。直到现在我才想起来，我完全忘记这整件事。哎呀！你一定是催眠了我。你讲了一大堆关于种番茄树的事，我一直想抓住你的重点，然后接着我知道的，就是走路回家了。现在回想起来，我应该已经在你的诊疗室待了超过1个小时，然后走路回家又花了1个小时。所以我不只忍了4个小时，而是至少6个小时。现在回想起来，不只是这样。这是一周前发生的事。现在回想起来，我已经一周都没有问题——睡得好，也不用半夜起床。有趣的是，一个男人一早起来，他就只惦记着这个约诊，要告诉你这些事情，而忘记了这个星期是怎么过的。哎呀！当我告诉你要催眠我的时候，你一定很认真。我真的是太感谢你了。我应该付给你多少？"（Erickson，1966）

　　本章试图将艾瑞克森取向催眠治疗的特征、阶段、过程与技巧加以整理描述，并佐以艾瑞克森实际进行心理治疗的案例，希望能忠实地呈现催眠治疗的基本面貌。艾瑞克森进行心理治疗时，并不一定每次都使用催眠，他的心理治疗技巧千变万化。然而，艾瑞克森能充分发挥催眠的功能，协助个案善用其潜意识的资源，达到最好的治疗效果，所谓"催眠大师"之名的确实至名归。

第五章

进入
催眠治疗的殿堂

第一节　催眠在临床上的应用

临床医疗的应用

在谈催眠在临床上的应用之前,我们必须先了解催眠(hypnosis)和催眠治疗(hypnotherapy)以及临床催眠(clinical hypnosis)三者的区别。临床催眠和催眠治疗必须由专业人士来执行,临床催眠指将催眠应用在医疗和心理治疗上,例如:牙科和外科通过催眠减缓病人疼痛,甚至是进行无痛手术等。而催眠治疗则是以催眠为治疗媒介来帮助个案改善的心理治疗方式。

以下列出一些常见且经实证研究验证疗效的催眠应用:剧烈和慢性疼痛(包括医疗过程中的疼痛及手术前后的止痛)、创伤后应激障碍、儿童与青少年问题、分娩疼痛与创伤、失眠、抑郁、体重控制／健康饮食／运动、身心症、习惯控制、大肠激躁症、头痛和偏头痛、癌症病人照顾。

另外,还有许多针对催眠在其他医疗领域应用的研究正在进行,例如:人类乳突病毒(Human Papillomavirus, HPV),目前正进行相关研究。尚未完全获得实证支持,以上列出的是在研究上已经得到比较明确证据的。

心理治疗的应用

除了生理医疗应用外，催眠在心理治疗上的应用更是广泛，它的好处包括：

1. 催眠可以提供治疗架构和方向

催眠提供了深度体验的治疗情境，在这样的情境下，个案得以从外在的世界转向内在，全神贯注于内在的体验和暗示上；催眠可以提供具治疗效果的暗示和架构，促使个案聚焦在自发性的想法、感觉和影像上。因此，个案常陈述他们体验到深刻的知觉与情感转变。个案除了认知上的改变之外，亦从经验上去感受，进而促成改变，这和经验性心理治疗有异曲同工之妙。

2. 去除个案与治疗师间的压抑

对很多人而言，催眠本身的神秘色彩影响了他们参与治疗的意愿，但有些个案对于催眠的态度，也让他们相信在催眠治疗中会造成一些意识、情感或行为上的改变。对治疗师而言，这有助于他们在催眠时能使用更有意义、更个人化的方式和个案沟通。另外，催眠治疗师也能够暗示一些在现实世界中不存在的心象或体验，但催眠暗示的内容仅会被限制在治疗师和个案的想象力和创造力所能及的范围内。

3. 将催眠作为一种非欺瞒的安慰剂

安慰剂指的是没有实际上改变生理效果的功能，但受到病人心理因素影响而让病人产生实质改变的药物。这就像病人遇到一位名医，这位名医只开给病人维生素丸，病人的症状却在服用维生素后就明显改善。这是维生素丸造成的生理作用吗？当然不是！这种因为心理作用而产生实质改变的药物，被称为安慰剂。

催眠也可以作为促成个案改变的安慰剂。许多个案对于催眠有着正向的态度和高度期盼，催眠情境可以增进他们对治疗有效的信心，而产生一种非欺瞒不实的安慰剂效应。和药物安慰剂不一样的是：病人在不知道所服用的药物是维生素丸的前提下，受到心理作用而改变，一旦病人知道是维生素丸，就不会有效了。然而，催眠是让个案从心理状态上增强信心，促成生理、心理的实际改变。换句话说，一样是通过心理作用促成生理改变，维生素是通过"假的"药物来诱发，但催眠是确切真实而有效的心理介入技巧。

4. 增进治疗关系

催眠能够产生一种治疗师与个案间正向的同盟关系，特别是个案愿意信任治疗师的引导而进入催眠状态，就代表某种程

度对治疗师的信任，催眠下的信任关系也能够让治疗师迅速地
体验到个案的专注和尊重。

5. 产生催眠性稳定与抚慰

催眠可以是一种强而有力的稳定与自我控制技巧，以阻断
负向思考、感觉和行为模式。特定的、个人化的暗示能够增进
自我抚慰、促进身心松弛、强化自我、激发创造力、产生幸福
感以及增强自我控制感。很多初次接触催眠治疗的个案，往往
会产生疑惑：催眠可以做什么？其实很多时候，个案需要的只
是放松和缓和，因为有些人本身就已经有足够的能力去处理问
题，只是同时面对太多事务，过度疲累，而产生心理的问题。
如果个案紧绷的情绪或僵硬的身体能获得放松和缓和，自然就
产生治疗的效果。所以催眠可以做什么？光是让个案放松，就
是一种有效且基本的效果。

6. 治疗性心象

催眠可以作为创造心象的技巧，特别是当个案处于催眠放
松、感到自信且内心处于正向的自我对话的情形下，更能够增
进个案的表现。在催眠状态中，这些心象能够通过想象电视荧
幕、计算机、电影的方式加速、减速或是停止下来，甚至可以
改变心象的色彩鲜明度或是予以静音。除此之外，许多运动员
也透过催眠性心象，让自己想象在运动场上做出优秀的表现，或

想象自己的动作和某些优秀运动员一样，让自己在实际上场时，能够有更完美的动作和成绩。目前在运动心理学领域已有相当多的文献和研究，证明心象对改善运动员表现的正面结果。

7. "自我状态"隐喻

催眠治疗师能够暗示个案，促动他和人格结构或自我状态的不同部分加以沟通，这些都是在清醒状态下难以达成的。过去，催眠也被视为是治疗多重人格的一种重要方法，其目的是希望透过催眠来让患者的人格能够在深层潜意识下彼此沟通，获得重整。当然，多重人格仅是少数，对多数人而言，将催眠应用在自我状态的整合上，例如：让过去的自己和现在的自己进行对话、让内在的自己发声等，都是可行的治疗方向。

8. 催眠性脱敏

催眠技巧可以用来降低个案的恐惧，或在一种渐进、安全和可控制的方式下，让个案暴露在会引发焦虑的刺激中。一般在治疗恐怖症时，治疗师常常透过投影片或照片，来逐渐让个案减低焦虑。不论个案害怕的是飞行、密闭空间或蜘蛛等，治疗师都可以通过催眠中的想象来帮助个案进行脱敏，而且个案在面对这些刺激时，所产生的焦虑和生理现象，也都可以通过催眠来缓解，催眠过程中也可以通过改变想象的方式来降低刺激的强度（例如：改变心象的色泽、声音大小等），如此治疗师可不必花时间来准备蜘蛛、狗等物品的照片或影像，这些都是在催眠过程中进行系统脱敏的优势。

9. 自我催眠

催眠程序可以设定成"自我催眠"，来增强治疗中成功的感受，并且让治疗中学习到的技巧应用到日常生活中。有些治疗师甚至会告诉个案，所有的催眠都可以被视为自我催眠，亦即个案要负责产生与暗示相关的心象、体验或行为。在第一次催眠治疗中，治疗师也常会透过其引导的催眠来教导个案自我催眠的技巧，让个案承担更多的责任来达成治疗目标，而且当个案学习到自我催眠之后，更可以把治疗的效果从治疗室中延伸到任何地点！

10. 催眠后暗示

催眠后暗示可以用来产生治疗效果。治疗师利用在催眠状态下的特定生理状态或感觉搭配催眠后暗示（例如：将拇指和食指互相碰触），只要个案在日常生活中复制相同动作，就可以产生放松、自我增强和控制的自我催眠效果。

11. 提供信息

过去我们常将催眠界定成治疗工具的一种，但却忽略了，在催眠过程中，个案极可能出现治疗师意料之外的反应，这些反应并非毫无价值，也未必是个案的抗拒。相反地，根据艾瑞克森取向的观点，个案所表现出来的各种反应，都可以作为后续治疗的依据与参考。有经验的催眠治疗师甚至可以在治疗前段进行催眠，通过催眠中收集得到的信息，作为后段治疗的依据。

如何寻求催眠治疗

了解催眠能够帮助我们什么之后，接下来的问题就是如何选择适当的催眠治疗师。

台湾地区有许多催眠组织，每个组织都会强调经过若干小时的催眠课程之后，就可以取得国际某组织认证的催眠治疗师执照。到底哪一个组织认证的治疗师最适合我呢？在回答这个问题之前，需先了解合格的催眠治疗师需得到怎样的催眠认证。

其他地区的催眠专业组织大多数只限心理卫生专业人员参加，这些心理卫生专业人士必须具备该领域的专业执照，包含了：精神科医师、临床心理师、心理咨询师、社会工作师、精神科护士等，在取得这些专业人士员资格后，参加由学会所举办的专业工作坊，达到一定时数后，方可成为这些专业学会的会员。

我们就以艾瑞克森创办的美国临床催眠学会（American

Society of Clinical Hypnosis，ASCH）为例，学会要求具备临床催眠资格的治疗师必须要有：

第一，经ASCH认可至少具有硕士层级的健康照护专业训练；

第二，政府核发的执业执照或认证；

第三，与执业相关的专业学会会员资格；

第四，至少40小时ASCH认可的工作坊训练（初阶和进阶各20小时）；

第五，ASCH认可的至少20小时个别训练或咨询。

换句话说，其他地区的催眠治疗专业组织对于催眠治疗师资格的要求是，首先必须具备心理治疗或心理咨询的专业能力，然后再进一步接受催眠治疗训练，如此，当个案在催眠过程中出现任何心理状况时，治疗师才有专业能力处理，对个案来说才是具有专业保障的催眠治疗过程。

台湾地区的心理卫生专业人员也大多要有硕士层级的学历和专业课程训练，虽然两年课程加上专业实习不能确保每位毕业生都有良好的心理治疗能力，但至少能具备一定水平。事实上，如果连两年硕士课程加上专业实习都不见得能确保专业能力，遑论仅参加三四十个小时催眠治疗课程的有限训练。

而且，无论是精神科医师、临床心理师、心理咨询师或社工师等，其执业都受专业伦理和相关法规的约束，一旦有任何争议，都可以向相关公会、伦理委员会或政府主管机关投诉，保障个人权益。反之，对于不具专业证照者，就只能循法律途径解决了。

诚挚地建议：选择催眠治疗师时，应优先考虑具有心理卫生专业证照的治疗师，方能确保自己的权益。

第二节　关于催眠的提醒事项

催眠治疗有没有风险？当然有！正如没有任何治疗师敢保证："心理治疗是绝对安全且无风险的。"但必须了解，这样的风险并非来自催眠技巧本身，而是来自催眠治疗师对催眠的体认不足，或是催眠师本身的不当行为。这就像是刀子危险吗？不！刀子本身并不危险，真正危险的是持刀人的态度。如果持刀人带着恶意，刀子自然会成为危险的凶器。除此之外，持刀人的不经意或漫不经心，也会使自己或他人暴露在危险当中。催眠也是如此。因此，以下提出几项关于催眠的注意事项，希望能让大家在更安全的环境下进行催眠治疗。请务必注意，最保险与最安全的催眠治疗来自一个简单的基本信念："以个案的最大利益为考量。"唯有在尊重个案的情形下，才能将催眠的风险降到最低。

1. 记忆的扭曲

很多治疗师都在催眠治疗中使用过年龄回溯（age regression）技巧。个案在催眠状态中回忆童年带有强烈情绪的事件时，通常会记忆深刻。但是相关研究也证实，这些创伤记忆并不纯然是当时真实事件的回忆，而是夹杂了个人对事件的认知与扭曲。

个案强烈的记忆扭曲，甚至会在完全没有确实证据的情形下，仍然坚定相信他在催眠中的回忆。在20世纪80年代到90年代间，由于儿童虐待的调查需求，有些治疗师就开始运用催眠来"回复"创伤记忆，然而其中产生了许多的虚假记忆（false memories），甚至有些个案在治疗师的不当引导下，产生错误的记忆，导致许多家庭破碎。所以在此特别强调，根据研究结果：催眠引导出来的记忆不一定会比非催眠记忆更加准确，相反地，不当的催眠会产生戏剧性的杜撰记忆。研究也显示，在催眠中进行记忆回溯，并不会增加记忆的准确性，只会增加对回溯内容的信心，也就是说，催眠回溯出来的内容不见得是正确的，但被催眠者会对回忆的内容更加深信不疑。

所以，带着预设立场去挖掘个案的过去，特别是治疗师不断追问个案是否有创伤或其细节，很容易迫使个案配合催眠治疗师产生错误或扭曲的记忆，这点是完全违背专业伦理的。

2. 不完全的催眠

有些治疗师在催眠过程中，未能注意到个案觉醒的速度，特别是在深层催眠状态下，个案的肌肉正处于极度松弛状态，治疗师却基于时间或外界因素，未能让个案逐渐地清醒，反而相当草率地让个案立即清醒过来，这导致个案在苏醒之后，觉得身体不适。这样的过程类似我们平日睡眠时，突然听到电话铃响，虽然可以迅速跳下床接电话，但却非常容易让身体受伤。

所以，治疗师在即将结束催眠时，应给予个案足够的时间清醒，在个案睁开眼睛清醒之后，也必须提醒个案不要立刻进行太大幅度的运动，应该先做一些简单的身体伸展之后，再结束；治疗师最好在结束催眠之后，对个案当下的状态加以询问，了解是否有不舒服或不适的情形；如果催眠中有施行一些麻痹、遗忘之类的催眠暗示，除了要在达成目标之后解除，也可以在催眠结束前提醒个案恢复正常，以确定个案没有遗留让身体不适的暗示。

对于外界的干扰，例如：电话、噪音等，治疗师可以利用艾瑞克森取向的善用原则，把这些干扰转化成正向的暗示，例如：当救护车警笛响起，治疗师可以加入暗示内容："有时候烦恼就会像这些声音一样慢慢消逝、远离。"这样就可以把这些外界干扰转化成正向的暗示。当然，催眠师都必须留意观察个案对干扰的反应，才能适时做出最合适的回应。

3. 不良、负向或带有恶意的催眠暗示

在催眠治疗中，我们可以将个案的部分行为或认知视为是某种负向自我暗示下的结果，例如：我是个一无是处的家伙，

我是个胖子……同样地，如果治疗师在催眠过程中，用一些负向的催眠暗示，也有可能会对个案造成伤害，特别是舞台上的催眠秀，常为了娱乐观众，而让被催眠者做出一些平常不敢做的行为，例如：表演艳舞等。

虽然，我们认为即使在催眠中也很难强制要求个案做出不愿意做的行为，但是个案却很可能为了迎合治疗师而这么做，这样可能对个案造成极大的伤害，同时破坏治疗关系。所以治疗师在提供催眠暗示之际，必须留意个案的反应，不可以强加不良或负向的催眠暗示。

有些儿童个案如果曾经遭遇过亲人的死亡，而其他亲人却告诉他们："爷爷（或某某人）睡着了"，在这样的情形下，他们可能会对催眠中的"你会深深地睡着"这类的字眼产生极大的恐惧，担心自己会不会也像逝去的亲人一样。这时治疗师就必须更换字眼，以免影响个案的安全感。同样的情形也适用于成人，假若个案曾经有溺水或其他创伤经验，催眠时就要注意避开这类的字眼，以免适得其反，让个案产生更大的恐惧。

4. 过度夸大的效果

催眠不是万灵丹，催眠固然可以帮助个案放松，突破过去心灵的限制，找到新的问题解决途径，却不代表催眠能够无中生有。所以，个案可以因为催眠而增进对自己成功的信心，可以慢慢消除对水的恐惧，但不代表催眠后的个案一定会成功，也不代表接受催眠后，旱鸭子就能变成水中蛟龙。这都是对催眠过度夸大且不切实际的想法，对个案不但没有帮助，反而容易加深挫折感。

5. 不宜进行催眠的个案

虽然同样的治疗工具在不同的治疗师手上会有不同的效果，但是对某些个案进行催眠的风险较高，例如：人格障碍、精神分裂症的患者等。因为这类患者已经常常分不清楚现实与想象，所以在进行治疗时，要特别留意。如果真的要对这些个案进行催眠治疗，也必须特别留意这些个案本身的症状和催眠所要引导的现象是否有冲突的可能。例如：在引导中告诉一个本身有幻听的精神分裂症患者"你会听到一些特别的声音"，有可能会让个案产生更多的幻听，故宜加以避免。

值得注意的是，有些情形不见得适合催眠治疗，下面列出几点催眠治疗的禁忌。

（1）可能会导致个案陷入生理上的风险。

（2）可能会加重现有的情绪问题或产生新的问题。

（3）个案要求接受催眠，仅是为了"好玩"而想体验催眠。

（4）个案的问题用其他方法来处理会比用催眠治疗更有效。

（5）诊断有误，真正的问题需要用其他方法来加以处理。

6. 治疗师的权力问题警讯

除了一些针对个案的注意事项之外，对治疗师本身而言，也有些必须要警惕留意的地方。欧芮（Orne）列举出一些催眠治疗的警讯，提醒治疗注意在催眠引导中有关权力的问题。

第一，不要盲目将催眠用在所有个案。当治疗师一体适用地对所有个案都进行催眠时，这代表治疗师没有审慎考量个案是否真的有必要进行催眠。正如俗谚所云："当你手上只有榔头的时候，任何东西看起来都像钉子"。如果治疗师只有催眠这项治疗工具，那么他就只能依赖催眠，这会让那些不适合接受催眠的个案也被迫接受催眠，导致不良结果。

第二，不要沉溺于催眠引导，胜过关注其有效性。治疗师只在乎对个案的催眠引导，却忽略了这么做对个案的效果和反应，变成治疗师一个人唱独角戏。

第三，警惕过分注重催眠深度。在治疗中个案进入催眠的深度不必然和治疗效果有关，但是有些治疗师却太在乎有没有让个案进入最大的深度，而忽略考量这样是否对个案有利。

第四，不要害怕个案假装进入催眠。当治疗师对催眠引导效果患得患失时，就忽略了个案假装进入催眠状态所代表的意义——是否个案还没有做好准备？是否个案想讨好治疗师？这些都远比个案是否真的进入催眠还要重要。

第五，不要将催眠引导作为意志力的测试。很多人都误以为催眠是由治疗师掌控的过程，因而产生比较治疗师功力优劣的想法。这样的想法很容易使催眠过程变成一种权力的拔河。催眠治疗并不是治疗师和个案之间比赛，看谁比较厉害（一个要让对方进入催眠，一个则是努力不让自己被催眠），而是制造双赢关系。因此要提醒治疗师，如果个案并没有呈现出预期的催眠现象，例如：给予手臂飘浮的引导，手臂却无法抬起，或是个案说自己没感觉，这些都不应该视为失败，因为催眠现象并不是我们关注的重点，每个人所适合的引导类型也不尽相同，随时根据个案的反应，来修正下一步骤，才是一个好的催眠治疗师成功助人的关键。

第六，不要特别关注在催眠上具吸引力的个案。催眠过程中往往会出现很多令人感到惊奇的现象，有时甚至连治疗师都会被吸引。当治疗师对于能表现更多特殊催眠现象的个案有较大兴趣时，代表了治疗师已经将焦点放在催眠现象，而非个案身上，这对治疗和个案来说都不是好事。

很多人在进行催眠治疗时，常常把焦点放在个案是否进入催眠？催眠的深度如何？出现了哪些催眠现象？这样做反而忘记了治疗的重点在帮助个案改变，催眠只不过是"方法"和"工具"，而不是"目的"。在进行催眠治疗时，治疗师要特别提醒自己："千万不要为催眠而催眠。"很多人学习到催眠之后，过度迷信催眠的效果，且因为自身对催眠充满了好奇，因而在进行催眠时，焦点并不是放在如何帮助个案改变，而是通过催眠来满足自己的好奇心或成就感。如果因而忽略个案的感受，既不应该，也有违专业伦理。

第三节　踏入催眠与心理治疗领域——给新手的建议

前文曾强调，催眠治疗最好是由受过心理卫生专业训练的人员进行，因此，如果想踏入催眠治疗的领域，自然是先修习过心理卫生相关专业课程为优。毕竟，催眠治疗绝对不是光使用催眠暗示简单说一说，问题就可以解决，心理治疗有那么多学派，正反映了心理治疗工作有着高度的复杂性。

有些学者认为，催眠只是心理治疗的一种技巧而已，这样的概念，隐含着治疗师心中存在着一张地图，引导着个案和治疗师走向问题解决的那一端，而这张地图，就是治疗师治疗取向的前提假设。心理卫生专业课程，就是让治疗师具有找到个案问题和问题解决方向的基础。如果没有经过这样的课程训练，治疗师势必会走更多的冤枉路，甚至有可能带领个案走错方向。

对于已经取得心理卫生专业资格的人员，要如何学习催眠治疗呢？其实，国内外都有相关专业学会或协会举办相关工作坊，这些由专业人员所举办的工作坊都是可以参考的学习渠道。要提醒的是，这些专业组织提供的工作坊只有时数研习证明，并不会授予催眠治疗师证照。

台湾地区：

华人心理治疗研究发展基金会

华人艾瑞克森催眠治疗学会

其他地区：

艾瑞克森基金会（The Milton Erickson Foundation）

美国心理学会（American Psychological Association, APA）

第三十分会"心理催眠学会"（Society of Psychological Hypnosis）

美国临床催眠学会（American Society of Clinical Hypnosis）

临床与实验催眠学会（Society for Clinical and Experimental Hypnosis）

国际催眠学会（International Society of Hypnosis）

许多刚接触临床催眠的初学者，往往会对艾瑞克森取向催眠治疗感到神乎其技，但却难以捉摸，不易仿效。因为艾瑞克森不希望后世的学习者被他的做法所限，所以没有将他的实务经验整理成一个完整的理论架构与模式。虽然从目前流行的后现代主义心理治疗取向来看，艾瑞克森具有前瞻性的眼光，但是确实增加了学习的难度。

建议初学者不妨先从自己熟悉的心理治疗取向着手，因为常见的心理治疗取向（例如：认知行为取向、精神动力取向等）也应用催眠技巧。学习者可以从这些特定取向的临床催眠开始学，将催眠作为治疗技巧之一，这样会更容易上手。然后，再阅读艾瑞克森取向的相关著作、参加相关工作坊训练，相信可以学习得更顺利。

很多心理卫生专业人员一开始踏入催眠治疗领域时，往往不知如何运用催眠帮助个案，在此提出几点建议供新手参考。

1. 厘清目的是催眠还是助人

有些号称"艾瑞克森取向"的文献或训练，常灌输一个概念：一个人必须身为催眠师才能深入了解艾瑞克森取向。这是个误解！从本质来看艾瑞克森，他是个不折不扣的心理治疗师，身为一位精神科医师，他用了许多不同的技巧、方法和步骤，帮助人们解决问题。催眠是一种主要的工具，但绝不是唯一的方法，艾瑞克森取向治疗是广阔且有弹性的，所以新手不要被催眠所局限或困惑，助人才是真正的目的。

2. 找出自己的助人风格

艾瑞克森曾担心，他的方法若被加以整理且具体化，治疗师学习这些具体的步骤后，有可能会僵化地应用这些步骤。若真如此，他们就不会针对个案的个别差异和需求加以回应，他们仅会机械式地模仿艾瑞克森，而不去延伸或发展出属于他们自己的治疗步骤与方法。艾瑞克森对后学者的勉励是："发展属于你自己的技巧，不要试着去用别人的技巧……不要模仿我的声音或是我的节奏。去找出你自己的，做原来的你自己。这是对另外一个个体的个别回应……我曾经尝试东施效颦。结果是一团混乱！"

3. 完美并不是适当的治疗目标

艾瑞克森主张不要将治疗目标设定为治愈个案，他甚至对追求完全治愈而衍生出的问题提出警告。相反地，艾瑞克森将焦点放在促进个案健康上，他认为治疗的前提是相信生命中的痛苦都能够得到舒缓，虽然生命中有许多不可避免的苦难，却不需要去逃避。苦难事件可以被视为是一个麻烦、一个问题，相对地，也可以是一个挑战、一个改变的契机。因此，他认为个案不需要去追求一个完美的目标，只需追求小小的进步，就能够改善当下的状况。而一个细微的获益往往可以导致其他未曾预期的结果，一连串的结果甚至可以促成出乎意料的改变。

艾瑞克森的一生启示我们：生命需要努力奋发，相信生命的潜能。艾瑞克森在治疗中很少用到负面语言，他用鼓舞的方式鼓励个案积极参与治疗过程。在此，我们也诚挚地鼓励你积极地踏出成功的第一步！

参考文献

为了方便阅读，我们在这本书中并没有像学术著作那般把所引用的文献烦琐地加注，但我们希望读者在阅读这本书之后，如果对艾瑞克森取向催眠治疗有进一步兴趣，可以更深入阅读，故列出相关英文文献如下。

关于艾瑞克森取向

[1]Bandler, R., & Grinder, J. (1975). Patterns of the hypnotic techniques of Milton H. Erickson, M.D. (Vol:1). CA: Grinder & Associates.

[2]Battino, R., & South, T. L. (1999). *Ericksonian approaches: A comprehensive manual*. Wales, UK: Crown House.

[3]Erickson, M., Hershman, S., & Secter, I. (1961). *The practical application of medical and dental hypnosis*. New York, NY: Brunner/Mazel.

[4]Erickson, M. H. (2006). *Life reframing in hypnosis*: *The seminars, workshops, and lectures of Milton H. Erickson*. Phoenix, AZ: The Milton H. Erickson Foundation Press.

[5]Rossi, E. L., Erickson-Klein, R., & Rossi, K. L. (Eds.). (2008).

The collected works of Milton H. Erickson, M.D. (Vol. 1).
Phoenix, AZ: The Milton H. Erickson Foundation Press.

[6]Erickson, M. H., & Rossi, E. L. (1979). *Hypnotherapy: An exploratory casebook.* New York, NY: Irvington.

[7]Erickson, M. H., & Rossi, E. L. (1981). *Experiencing hypnosis: Therapeutic approaches to altered states.* New York, NY: Irvington.

[8]Erickson, M. H., & Rossi, E. L. (1989). *The February man: Evolving consciousness and identity in hypnotherapy.* Levittown, PA: Brunner/Mazel.

[9]Erickson, M. H., Rossi, E. L., & Rossi, S. I. (1976). *Hypnotic realities: The induction of clinical hypnosis and forms of indirect suggestions.* New York, NY: Irvington.

[10]Gilligan, S. G. (1987). *Therapeutic trances: The cooperation principle in Ericksonian hypnotherapy.* Levittown, PA: Brunner/Mazel.

[11]Grinder, J., & Bandler, R. W. (1983). *Re framing: Neurolinguistic programming and the transformation of meaning.* Moab, UT: Real People Press.

[12]Grinder, J., Delozier, J., & Bandler, R. (1977). *Patterns of the*

hypnotic techniques of Milton H. Erickson, M.D. (Vol. 2). CA: Grinder & Associates.

[13]Haley, J. (1986). *Uncommon therapy*. New York, NY: W. W. Norton.

[14]Havens, R. A. (2003). *The wisdom of Milton H. Erickson*. Wales, UK: Crown House. Havens, R. A., & Walters, C. (1989). *Hypnotherapy scripts: A neo-Ericksonian approach to persuasive healing*. Levittown, PA: Brunner/Mazel.

[15]Lankton, C. H. (1985). Elements of an Ericksonian approach. In S. R. Lankton (Ed.), *Elements and dimensions of Ericksonian approach* (pp. 61–75). Levittown, PA: Brunner/Mazel.

[16]Lankton, S. (2004). *Assembling Ericksonian therapy*. Phoenix, AZ: Zeig, Tucker, & Theisen.

[17]Lankton, S. R., & Lankton, C. H. (1983). *The answer within: A clinical framework of Ericksonian hypnotherapy*. Levittown, PA: Brunner/Mazel.

[18]O'Hanlon, W. H. (1987). *Taproots*. New York, NY: W.W. Norton.

[19]Yapko, M. D. (2003). *Trancework*. New York, NY: Brunner-Routledge.

[20]Zeig, J. K. (1985). *Experiencing Erickson: An introduction to*

the man and his work. New York, NY: Brunner/Mazel.

[21]Zeig, J. K. (Ed.). (1994). *Ericksonian methods: The essence of the story*. Levittown, PA: Brunner/Mazel.

[22]Zeig, J. K. (Ed.). (2002). *Brief therapy, lasting impressions*. Phoenix, AZ: The Milton H. Erickson Foundation Press.

[23]Zeig, J. K., & Lankton, S. R. (Eds.). (1988). *Developing Ericksonian therapy: A state of the art*. Bristol, PA: Brunner/Mazel.

[24]Zeig, J. K., & Munion, W. M. (1999). *Milton H. Erickson*. London, UK: Sage.

[25]Zeig, J. K. (2006). *Confluence: The selected papers of Jeffrey K. Zeig* (Vol. 1). Phoenix, AZ: Zeig, Tucker, & Theisen.

关于催眠治疗

[26]Barabasz, A., & Watkins, J. G. (2005). *Hypnotherapeutic techniques* (2nd ed.). East Sussex, UK: Brunner-Routledge.

[27]Burrows, G. D., Stanley, R. O., & Bloom, P. B. (Eds.). (2001). *International handbook of clinical hypnosis*. Hoboken, NJ: John Wiley & Sons.

[28]Crasilneck, H. B., & Hall, J. A. (1985). *Clinical hypnosis: Principles and applications* (2nd ed.). Needham Heights, MA:

Allyn & Bacon.

[29]Elman, D. (1964). *Hypnotherapy*. Glendale, CA: Westwood.

[30]Hammond, D. C. (Ed.). (1990). *Handbook of hypnotic suggestions and metaphors*. New York，NY: W. W. Norton.

[31]Heap, M., & Aravind, K. K. (2002). *Hartland's medical and dental hypnosis. London*, UK: Churchill Livingstone.

[32]Kirsch, I., Capafons, A., Caredna-Buelna, E., & Amigo, S. (Eds.). (1999). *Clinical hypnosis and self-regulation: Cognitive-behavioral perspectives*. Washington, DC: American Psychological Association.

[33]Kohen, D. P., & Olne s s, K. (2011). *Hypnosis and hypnotherapy with children* (4th ed.). New York, NY: Routledge.

[34]Kroger, W. S. (2008). *Clinical and experimental hypnosis in medicince, dentistry, and psychology*. Philadelphia, PA: Lippincott Williams & Wilkins.

[35]Lynn, S. J., & Kirsch, I. (2006). *Essentials of clinical hypnosis*. Washington, DC: American Psychological Association.

[36]Lynn, S. J., Kirsch, I., & Rhue, J. W. (Eds.). (1996). *Casebook of clinical hypnosis*. Washington, DC: American Psychological Association.

[37]Lynn, S. J., Rhue, J. W., & Kirsch, I. (2010). *Handbook of clinical hypnosis* (2nd ed.). Washington, DC: American Psychological Association.

[38]Nash, M. R., & Barnier, A. J. (Eds.). (2008). *The Oxford handbook of hypnosis*. New York, NY: Oxford University Press.

[39]Rhue, J. W., Lynn, S. J., & Kirsch, I. (Eds.). (1993). Handbook of clinical hypnosis. Washington, DC: American Psychological Association.

[40]Scheflin, A. W., & Shapiro, J. L. (1989). *Trance on trial*. New York, NY: Guilford.

[41]Spiegel, H., & Spiegel, D. (2004). *Trance and treatment: Clinical uses of hypnosis* (2nd ed.). Arlington, VA: American Psychiatric Publishing.

[42]Yapko, M. D. (1995). *Esseintials of hypnosis*. New York, NY: Routledge.

[43]Yapko, M. D. (Ed.). (2006). *Hypnosis and treating depression*. New York, NY: Routledge.

附　录

简单的自我催眠技巧

简易自我催眠技巧

想象一个能够让你非常放松的情境：可以是你过去曾有的经验，也可以是想象的情境。

千万不要勉强自己去想象其实不喜欢的地方，完全依你个人的感受来决定。

一些可以参考的情境，例如：美丽的海滩、碧绿的草地、家中的大床等。

仔细想象（或回想）情境的细节：可以透过五种表象系统来描述，分别是视、听、触、味、嗅五种感觉。

尽量描述这些细节或最能让你放松的表象系统，例如：阵阵海风徐徐吹来、温暖的阳光照在皮肤上非常暖和舒服……尽量使用能让你感觉到放松的正向暗示，例如：等下我清醒过来会觉得非常舒服、非常愉快……

唤醒自己，并回想刚才的经验。

唤醒的过程类似催眠清醒的过程，只要告诉自己：会慢慢清醒过来，醒来后会非常舒适……然后再做几个深呼吸，让全身的每一条肌肉和每一个细胞都带着这种舒适且补充满能量的感觉慢慢清醒过来。

如果在过程中，遇到电话或门铃响等干扰，不要急着马上去反应，可以先给自己几个深呼吸，告诉自己慢慢清醒过来，张开眼睛之后，微微伸展一下身体，再去处理，对肌肉和神志的影响才会降到最低。

如果在处理完事情之后，觉得刚才的过程没完全处理好，可以再重新练习一次，让自己把从放松到清醒的过程再重来一次。

平日时常练习。

手臂飘浮技巧

过去大多将手臂飘浮这样的技巧用来作为展现催眠现象的一种技巧，但是，如果将这个技巧修改为自我催眠技巧，反而会有更好的效果。施行步骤如下。

坐在一张没有扶手但是有靠背的椅子上，双手放在大腿上。

想象自己双手中的其中一只手（以惯用手为主）慢慢变轻，逐渐往上飘浮，且往自己的脸颊靠近。

当这只飘浮手碰到自己的脸颊时，就可以让自己进入完全放松的催眠状态。

　　这个方法的特殊处在于这个手臂上飘的过程能够让自己把焦点放在体验的层面，而非意识的层面。如果意识层面的杂念太多或过于刻意用意识层面让手臂飘浮，手臂的感觉就会完全不同。练习时不需要像练习其他方法一样记下过程，就只要让手臂慢慢往上飘即可。在治疗师示范或指导下，这个方法在自我练习时成功的机会比其他方法高出许多。

催眠与心理治疗的伦理指导方针

根据美国艾瑞克森基金会于1999年所公布的"艾瑞克森取向催眠与心理治疗训练指导方针",整理出以下催眠治疗的专业伦理原则,有志从事专业催眠助人工作者,在从事催眠工作时,必须遵守这些伦理原则。对一般读者而言,如果想要寻求催眠治疗的专业协助,这些原则也有助于让读者检核自己的催眠治疗师是否遵行伦理原则,以保护自己不受到伤害。

1. 哪些人该接受训练

训练课程的对象主要为医疗或心理卫生相关领域的专业人员,例如:医师、心理治疗师、牙医,或各相关专业组织的会员。硕士级(含)以上的研究生,包括:心理咨询、社会工作、护理和牧灵咨询等。研究生需有其系所核发的在学证明方能接受训练,参与各地的训练计划必须遵守当地对于心理卫生相关领域执照或认证标准的规定。

2. 不可造成危害(Do No Harm)

治疗师必须清楚觉知到自身的倾向和限制,无论如何都不可危及个案的福祉。每位个案都应被鼓励朝向疗愈的过程。探索和调整个案的苦难、心灵创伤时，治疗师必须熟练掌握相关专业技能，并小心谨慎。整个治疗中都必须 对个案的个人力量与完整性加以维系与增强。任何的练习、功课或任务都不可以对个案或其他人造成伤害。治疗师必须了解自身的价值、宗教或政治观点都不可以影响或干预治疗目标。万一有所冲突，个案应转介给其他治疗师。

3. 尊重（Respect）

必须尊重个案的希望、价值体系、信念、宗教、个人、身份与特质。

4. 法律考量（Legal Matters）

当治疗工作面临法律规范的约束时，需斟酌考量以下几点。

（1）资格证明：治疗师的资格证明应该要清楚且明显地展示，包括了学位证书、相关证明和任何认证或证书。不论是有意或是无意，声称自己具有某些不存在的训练、技巧、认证、经历、专业技术都是不道德的。

（2）征得同意：在进行催眠之前，你必须要确认个案对这方面的认识，以及任何他们可能会有的误解或恐惧。只有在清楚向个案解释催眠，且他们自主决定要进行催眠的情形下，治疗师才可以执行催眠。在美国许多州，必须以书面方式取得事前同意，上面的用字遣词必须精确且详尽描述这段互动过程。

替代的字词，像是"引导心象"和"放松"只能在单独采取这些技巧的时候使用。无论使用录音或录像都必须征得个案的书面同意。同意书应该清楚声明哪些人可以接触到这些纪录和这些纪录的用途为何。假如有任何观察者在场，不论是在同一房间、单面镜后面或在另一房间聆听，都必须告知个案并获得允许。

（3）保密：个案与治疗师的治疗关系是一种特殊的权利关系，其权限受到法律约束和规范。一般来说，纪录和档案是不能公开的，除非在个案研讨会、督导或需要出庭作证的情形下，否则不可以讨论特定个案。这些讨论是基于个案的利益下进行，然而，督导和参与个案研讨会的成员也同样被要求保密。所以个案的纪录与档案都应谨慎保存，以防无意间的泄漏。

（4）未成年人：任何与未成年人的治疗工作都最好征得父母亲、其中一方或是法定监护人的同意，也最好以书面方式签写同意书。

（5）治疗上的转介：当个案所呈现的问题已经超越你的专业时，应该要将个案转介给其他治疗师。

（6）医疗上的转介：治疗师必须对个案心理问题可能引发的生理症状保持敏锐觉察。若经评估后需要医疗的协助，须立刻要求个案接受医生的咨询。催眠常应用在疼痛控制上，更要小心使用，假如个案正在接受医疗中，最好和个案的医生保持密切联系。

5. 费用

需要了解同业的行情，并清楚列出收费方式。

6. 将催眠用于娱乐

催眠在科学与临床上应用是一项攸关人类健康的重大贡献，不应将之作为一种娱乐。临床与实验催眠学会（Socitey for Clinical and Experimental Hyponosis, SCEH）声明任何成员都不得基于大众娱乐的目的提供催眠服务或是与人合作、经销大众娱乐，也不可以在演讲、示范或公开场合中和他人合作。催眠应该仅由专业人士为专业目的所使用。

7. 广告

临床与实验催眠学会伦理守则强调："所有SCEH的成员都不可以经由报纸、收音机、电视或是其他类似媒体提供他们在催眠上的专业。"电话簿和专业名录上应该审慎注明所提供的服务、训练、认证、专业证书、专业资格。这原则也适用于名片、倡导手册或简介上。临床与实验催眠学会伦理守则对于出版和出版物强调："本会成员在一般公开发行或是出现在广播、电视及相关媒体的陈述或是发表文章都应该遵守相关专业学会的规范及伦理守则。"更进一步来说，"所有成员……都应该运用他们的影响力和声望来避免与催眠相关夸大不实的叙述"。

8. 专业关系

治疗师需要避免与现在、过去的个案或学生有利害关系、性关系或任何多重关系。

9. 结案

在不危及保密原则与他人权利的情况下，个案有权力在任何时间结束专业治疗关系。此外，治疗师必须寻求一个有计划且双方均认可的结案历程，并将个案未来的需求列入考量。